居家老人护理服务

——建立与管理

王智华 ◎ 著

THE ESTABLISHMENT AND
MENT OF
HO   CARE

首都经济贸易大学出版社

Capital University of Economics and Business Press

·北京·

图书在版编目(CIP)数据

居家老人护理服务:建立与管理/王智华著. --北京:首都经济贸易大学
出版社,2018.3

ISBN 978 - 7 - 5638 - 2770 - 1

Ⅰ.①居…　Ⅱ.①王…　Ⅲ.①老年人—护理学　Ⅳ.①R473.59

中国版本图书馆 CIP 数据核字(2018)第 019210 号

居家老人护理服务——建立与管理

王智华　著

责任编辑	轶　坤	
封面设计	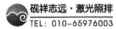 砚祥志远·激光照排 TEL: 010-65976003	
出版发行	首都经济贸易大学出版社	
地　　址	北京市朝阳区红庙(邮编 100026)	
电　　话	(010)65976483　65065761　65071505(传真)	
网　　址	http://www.sjmcb.com	
E - mail	publish@cueb.edu.cn	
经　　销	全国新华书店	
照　　排	北京砚祥志远激光照排技术有限公司	
印　　刷	人民日报印刷厂	
开　　本	710 毫米×1000 毫米　1/16	
字　　数	374 千字	
印　　张	19.5	
版　　次	2018 年 3 月第 1 版　2018 年 3 月第 1 次印刷	
书　　号	ISBN 978 - 7 - 5638 - 2770 - 1/R · 15	
定　　价	59.00 元	

前言

　　中国已经进入老龄化社会,而且老龄化的速度还在逐步加快。预计到2040年,中国的老龄人口将占人口总数的20%。

　　第二次世界大战后,随着世界经济的发展、医疗水平的提高,加上全球整体持续的和平环境,世界人口的数量以及人口的寿命都大幅度增长。在西方国家,出现了所谓的"婴儿潮"时期(Baby Boomers),即1946—1964年;在中国,也出现了人口倍增的时期,即1950—1982年。尽管世界各国在社会体制、经济模式、人口政策、地理区域以及文化传统等方面存在各种差异,但时代发展到今天,不难发现,无论是中国还是欧美国家,都开始或已经面临着全面的社会老龄化问题。

　　从老人护理的发展历史来看,早期的老人护理服务主要是一种医院医疗诊治之后的延伸服务,这主要表现为以医疗护理为主的服务;随着老年客户需求的增加以及人们对生活品质的追求,原来完全作为医院医疗延伸服务的护理机构,就逐步衍生出医疗护理型的老人护理机构(如老人护理中心、老人长期护理机构、临终关怀中心等)和非医疗老人护理机构(如老人辅助生活支持机构、老人公寓、老人社区等)。居家老人护理服务作为一种老人护理服务形式,它最早产生于社区医疗保健并以后者为基础,是一种简单疾病防治的社会性服务。随着世界范围老龄化程度的提高,老龄人口史无前例地增加,原有的主要以护理机构为老人护理服务的形式就逐渐不能满足日益增长的老人护理多方面的需求,为此,居家老人护理服务就成为当今人们养老的一个重要选择。

居家老人护理服务与我们传统意义上的医疗机构的老人护理概念是完全不一样的,居家老人护理服务是一个行业性的广义称呼,它主要是向那些在医疗支持、生活支持和健康护理及康复等方面有特定需求的老人群体提供服务,服务包括医疗护理服务和非医疗护理服务。它包含了护理服务和生活品质两个主要考量目标。在国内,也有很多人习惯称之为"居家老人照护服务"。

居家老人护理服务与机构老人护理服务有一些相同或相似之处,特别是在服务内容方面;同时二者又各有明显的特点,特别表现在管理和运营模式上,居家老人护理服务与机构老人护理服务有着很大差别。总体讲,居家老人护理服务在管理和运营上的要求更加精细化。

本书从居家老人护理服务形成及发展的历史、护理服务的组建、有效护理服务功能性的管理,一直到老人护理实用操作程序等,系统地从专业管理角度阐述了如何真正实现居家老人护理服务的有效性。

作为全面介绍居家老人护理服务建立和管理的专业书籍,本书特别对以下几个方面给予重点说明:

第一,居家老人护理服务的概念、服务的对象和内容。本书特别强调,居家老人护理服务是一项专业性服务,它是居家养老服务的核心。

第二,专业化管理是居家老人护理服务成功的唯一选择。专业的组织机构,组织的价值、使命和愿景,良好的沟通渠道,以及高效的人力资源管理等,都是专业化管理在居家老人护理服务中的充实和体现。

第三,保持和提升老人的生活品质是养老服务的目标。安全是人的需求中的基本层面,也就是说,安全是老人保持和提升生活品质的基本前提。

为此,老人必须要生活在一个安全的环境中,接受安全的护理服务,免受身体或精神上的伤害,并保证饮食的安全。居家老人护理服务首先关注的就是安全问题。

第四,居家老人护理服务的质量管理以及风险管理是老人护理服务能否长久持续进行的基本保证。目前老人护理的质量管理和风险管理还处于完善阶段,本书之所以特别对这两个方面进行独立阐述,就是要强调质量管理和风险管理在居家老人护理服务整体管理体系中的重要地位。它是居家老人护理服务企业的生存之宝。

第五,居家老人护理的自身特点决定了市场营销是其有效经营过程中不可忽略的重要环节。市场营销是居家老人护理服务的动力所在。

第六,对于老人护理知识和应用程序的学习与掌握,可以促使居家老人护理服务的管理者更加深入地理解:只有向客户提供专业的护理服务,才能真正有效地满足客户在身体、心理和精神方面的各种需求。对于客户需求的探索,靠的是专业与实践的结合,而不是只凭爱心的感动,更不是依靠行政指令。

第七,人在居家老人护理服务中起着至关重要的作用。无论是护理人员与客户的关系、护理团队内的关系还是管理者与员工的关系,人的因素一直起着很大的作用。作为居家老人护理服务的管理者或经营者,他们经营管理的对象实际上包含两个群体:客户与员工。当这两个有机关联体达到一个良好的平衡时,居家老人护理服务就向着成功的方向迈进了。

中国居家老人护理服务的发展还处于初始阶段,但市场前景巨大。目前中国各类养老机构一共可向大约600万客户提供不同形式的养老服务,而中国居家老人护理服务的市场将是机构型养老服务规模的4~5倍。

要在今后的居家老人护理服务中获得良好的口碑,并在老人护理行业中长久持续地健康发展,居家老人护理服务经营者以及从业人员就有必要适时提升自我多元化的专业技能,学习运用更专业的服务、管理、经营理念和方法应对多重的挑战。自我专业技能的提升就成为当今正在从事以及将要进入居家老人护理服务行业人士面临的迫切事情。

本书既可以作为一本居家老人护理的管理参考书,又可以作为一本居家老人护理服务的工具性书籍。本书适应的读者广泛,包括目前居家老人护理服务各类从业人员、居家老人护理服务行业的投资及保险等人士、关注居家养老的相关行业人士、政府主管部门、各类老人护理培训机构等。

由于有效的专业居家老人护理服务的管理体系正处于逐步完善的过程中,再加上中国整体的社会发展及历史等因素,本书在满足读者一定需求的同时,可能还存在一些不完善或待提升的方面,也恳请读者提出宝贵意见。

目录

第一章
居家老人护理服务介绍

第一节　居家老人护理服务的概念

居家老人护理服务是老人护理服务的一种形式。早期的护理服务是从医院的医疗服务中逐步衍生出来的。随着社会的进步，整个社会提升了对于老龄群体的关注，特别是随着医疗和护理服务逐步纳入社会保障体制，使得老人护理服务由雏形逐步发展成为一个专业服务行业。

早期的医院和护理机构都产生于英格兰。1823年由教会和妇女机构组织参与的美国第一家针对老人的护理机构在费城建立，至此，专门针对老人的护理服务逐步开展起来。"大萧条"之后，西方发达国家陆续建立社会保障体系，其中特别涉及老龄群体的权益，这些都为后来老人护理服务的快速发展奠定了良好的社会基础。早期居家老人护理服务实际上是医疗机构的医疗服务在社区的延伸，并从早期单一的社区医疗服务，逐步发展为现在针对老人不同需求层次，以居家为基础的医疗性和非医疗性护理服务混合发展的形式。所以老人护理服务是随着社会进步而产生和发展的。

从专业角度划分，居家老人护理服务归属于老人护理服务范畴；而从社会服务角度划分，它又属于社区服务范围。社区服务的主要工作就是居家关照服务，英文统称为 Home Care。

居家关照服务（Home Care）是在家庭和社区环境下，提供包括提升健康水平、教育、介入治疗、临终护理、康复、支持和维护、社会适应与整合以及家庭护理人员的支持等一系列服务。

居家关照服务的对象包括所有年龄段的家庭成员，包括婴幼儿、儿童、青少年、中年和老人。居家关照服务的内容包括生活品质服务、健康服务和医疗服务等，具体的服务项目可能涉及妇幼保健、疾病预防、传染疾病控制、各类疾病的家庭诊治和护理、家庭安全支持、伤残支持、老人生活及护理支持和社会性支持服务等。

在居家关照服务之下有项非常重要的服务，那就是居家健康服务或称居家保健服务（Home Health Care）；而居家老人护理（Home Senior Care）的概念是来自居家健康护理或家庭保健服务。

作为一种综合性保健及健康的社会服务，居家保健服务的目标主要有：

1. 在家庭和社区中，帮助人们保持健康和个人独立性。

2. 将急性和长期护理服务在居家环境中进行延伸。

3. 协调以社区为基础的医疗、社会服务和护理服务的选择。

4. 向以家庭、朋友及其他社区等为基础的服务提供补充。

居家健康护理服务（Home Health Care）是居家服务的医疗细分，它是向居家和社区的各类疾病客户提供的各种医疗、护理服务。由家庭医疗健康机构提供的三种最常见的居家健康护理服务主要包括技能护理、老人和残疾人护理以及家庭输液治疗等服务。家庭健康护理服务还可能包括药物支持和管理、康复以及特别治疗的辅助支持（如化疗）服务等。技能护理属于医疗护理范畴的服务，目的是通过医疗介入的方式来达到护理或保持身体健康处于稳定状态，它涉及从婴儿到老人、从出生到临终的家庭各类医疗护理服务。老人和残疾人的家庭护理包括医疗护理和生活支持两个方面。家庭输液治疗是家庭健康护理服务中的一个特色服务，也是目前发展最快的一种家庭医疗服务，它不仅涉及一般性抗生素治疗，还可能包括营养的提供、化疗、疼痛的管理等；除了一般性的病人之外，服务人员还可能会面对患癌症、艾滋病等疾病的客户。通常情况下，这些服务是由专业医护团队来提供的。

居家老人护理（Home Senior Care）服务是居家健康服务（Home Health Care）派生出来的，它是专门针对居家或社区的老人提供的护理服务，包括健康护理和生活支持两方面的服务。居家老人护理服务一般按照服务性质分为医疗护理和非医疗护理服务。前者必须经过政府有关部门认证批准方可实施服务。非医疗的居家老人护理的重点是帮助老年人参与生活、保持安全和健康的日常活动。非医疗的居家老人护理也常常被定义为老人健康护理。

老人健康护理的原则是：在给予客户安全和舒适的基础上，保持和提升客户身体和精神的健康水平。

居家老人生活支持服务、健康护理服务以及医疗护理服务构成居家和社区老人养老服务的主体框架，不同服务性质的服务机构针对不同的老人服务群体提供服务。近些年来，复合型居家老人护理服务机构的发展成为这个行业的发展趋势。有些居家老人服务机构既参与社区的居家医疗服务，同时又参与居家老人护理服务，实施多层次的居家养老整合服务。目前欧美国家大型的居家老人护理机构大都采用这类模式。

居家老人护理发展的另一个趋势，就是健康护理服务细化。居家老人护理在原来的一般性老人健康护理服务基础上逐步发展，目前已实现护理服务的深化和细化，表现为以疾病类型作为护理服务的目标，并扩大了护理服务范围，如中风护理、失语症康复、糖尿病护理、失智症护理等。

居家老人护理一般是专注于长期性的医疗护理介入以及与生活品质相关的护理性服务，例如包括慢性疾病的管理、药物管理、与日常生活活动（Actives of Daily Living，ADL）相关的医疗护理介入服务等。尽管居家老人护理也会涉及一些老人出院后的后续医疗康复或支持服务，但它更多地体现在给予老人更多保障和提升老人生活品质方面的支持和服务。

随着社会的进步以及居家老人对服务需求的日益提升，居家老人医疗服务与居家老人护理服务的结合也将成为一种发展趋势。

在中国，大家很习惯用"养老"来代表与老人相关的服务，养老服务几乎涵盖了与老人相关的所有生活和医疗服务；所以说"养老服务"是一个笼统的概念。而居家老人护理服务主要是为那些在医疗支持、生活支持和健康护理及康复方面有特定需求的老人群体提供服务，国内也有许多部门或机构将这类服务称为"居家老人照护"服务，这类服务不仅是一项专业服务，也是整体居家养老服务的核心服务。

第二节　居家老人护理服务的形式

居家老人护理服务分为医疗性护理服务和非医疗性护理服务，医疗性护理服务可归属于居家或社区医疗健康服务（Home Health Care）体系中。最早的居家健康服务实际上就是起源于居家医疗服务，对那些进入稳定治疗或康复阶段，以及那些无法治愈而由医院转到居家环境的患者，继续进行医疗诊治和护理。因此，这类居家的医疗护理服务就是医院医疗服务在家庭环境下的延伸，实际上也是医院医疗服务的有效补充。由于这类服务的性质，也就决定了政府对于这方面的服务有着严格的准入和监管程序。

作为一种居家和社区型服务形式，根据服务对象和服务内容不同，居家老人护理服务也有不同的服务形式。

一、居家老人生活支持服务

生活性支持服务是以保持和提升老人生活品质为目的的服务。它的最基本的服务内容除了陪伴、备餐和简单居家保洁之外，可能还包括药物提醒、车载、购物、如厕或入浴的简单支持等。生活支持服务不需要很多专业知识和技能，但工作人员要具备急救和食品安全方面的知识。生活性支持服务不涉及非医疗性护理服务，更不能实施医疗护理手段。这类服务可能是全天性的服务，也可能是白天或按小时计的服务。由于生活支持是居家老人护理服务不得不涉及的服务内容，它与护理质量和生活品质紧密关联，所以被纳入居家老人护理服务范畴。而如果这类服务单独出现，它就是我们常说的家政服务了。

二、居家老人健康护理服务

居家老人健康护理服务是介于医疗护理和生活性支持服务之间的一种非医疗护理服务，它是专业性服务。居家老人健康护理服务包含了专业健康护理服务和生活性支持服务两个部分，但二者在服务中所占比重有所不同。一般讲，健康护理服务占到总体服务比重70%以上，而生活性支持服务占总体服务的比重不超过30%。居家老人健康护理服务范围涵盖了与老人有关的所有疾病（身体和精神上）的护理和康复服务，特别是涉及老人的日常生活活动（ADL）的服务。居家老人护理服务既是医疗诊治的补充，也是保持和提升老人生活品质的一种保证。护士和护理人员是提供服务的主角。

居家老人健康护理属于专业性范畴，所有从事老人健康护理服务的人员都要进行专业健康护理培训，经过这类专业课程培训的人员有时叫作"护士助理"、"居家老人健康工作者"或"居家护理员"等。在国际上，很多国家或地区，与护士的从业形式一样，居家护理人员也采用持证、注册上岗的形式，由此可以看出，居家护理人员在居家健康护理服务中的重要地位。

健康护理服务主要包括以下几方面内容：

1. 客户的清洗。

2. 皮肤护理。

3. 会阴护理。

4. 指甲护理。

5. 脚部护理。

6. 用药管理。

7. 疼痛管理。

8. 一些疾病的康复（语言康复、行走康复、进食康复等）。

9. 心理支持。

10. 客户个人事务的管理。

11. 其他特别护理。

居家老人健康护理服务强调的是非医疗性的护理，不涉及处方药和医疗介入。它主要针对那些需要进行身体、精神护理或康复的老人，这些老人一般是指部分或全部生活不能独立的老人。

护理团队的辅助支持是老人健康护理的主要特色，也是老人护理服务中最为广泛的内容，在日本，这类服务叫作"介护"服务。

三、居家老人医疗护理服务

居家老人医疗护理服务是那些涉及医疗介入手段的老人护理服务，这里涉及与护理相关的医疗介入措施。

居家老人医疗护理服务主要有以下具体服务内容：

1. 导管的管理和维护。

2. 营养进食，如鼻饲。

3. 疼痛护理。

4. 慢性病的管理。

5. 造口术、供氧、褥疮护理等。

6. 物理治疗、功能治疗和言语治疗。

7. 预防感染与消毒。

8. 评估与转介。

9. 抽血和注射。

10. 药物管理。

11. 监测健康状况。

居家老人医疗护理服务涉及专业医疗团队工作，护士常常是服务的主要实施者。

四、临时性或间歇性居家老人护理服务

这是目前国外较为流行的一种居家老人护理服务形式，特别是在人口密集的社区。这类服务涉及的内容较广，可能包括了生活支持服务、

健康护理、医疗护理、康复、心理支持、社会工作者服务等。这类服务的特点是服务时间比较灵活，服务可以不需要是整周或整天：有的时候护理人员每天到客户家服务几个小时，有时每周两三天不定时地到客户家服务。有些老人的家庭成员可能要临时出差、旅游以及外出，这时老人的家人就可以申请这类服务；同样，老人也可能外出，并需要接受陪伴或护理服务，这时也可以申请这类服务。临时性或间歇性居家老人护理服务是一种应急和必需性的服务，这类服务一方面可以保证老人的生活品质，另一方面还减少了持续性的护理服务支出。这类服务可以充分有效地使用短缺的护理服务人力资源。但就收费而言，这类服务一般会高于前面两种服务的收费。目前在欧美，这种服务叫作间隔服务（Respite Care），是一种比较能够为客户接受的养老服务形式。

五、居家临终护理服务

居家临终护理服务作为居家老人护理服务的延伸，它的发展历史并不长。它是随着居家临终关怀的需求日益增加而逐步发展起来的。就世界范围来说，临终关怀服务发展于 20 世纪 70 年代；中国目前的临终关怀服务还处于起步发展阶段，而居家临终护理服务更是处于概念阶段。临终护理的客户应该是生命存留时间在 6 个月以内的老人，护理服务的目标不是治疗或治愈疾病，而是减轻病患的痛苦、提升舒适度和生活品质。随着中国老龄化问题日益严重，居家老人临终护理服务将是一个具有较大需求的服务业务。本书后面将介绍老人临终护理的具体内容。

六、社区老人日间照料服务

老人日间照料服务是居家、社区老人护理服务的一种形式。老人日间照料服务与一般的居家老人护理服务的最大区别就是：它本身是一个独立护理服务的实体设施，而不是以客户住家作为服务的实体设施。在大型的社区以及人口比较密集的地区，老人日间照料服务是一种常有效的老人护理模式。社区老人日间照料服务一般具备以下服务特点：

1. 将生活支持和各类活动作为服务的主要内容。

2. 提供餐饮和休息的服务。

3. "早八晚六"的服务时间。

4. 就近服务，客户间的亲近感强。

5. 提供接送服务。

6. 提供必要的护理服务。

7. 可以与居家老人护理进行互补和互动。

8. 属于政府一向支持的服务业务。

在目前经济飞速发展的中国，人们生活的节奏很快，老人的家人、朋友不可能整天陪伴或护理老人；另外，老人自己也希望生活在自己熟悉的居家环境中，同时还希望有必要的生活支持和各类的社会活动。所以，社区的老人日间照料就成为一种非常有效的护理模式，这是一种非常适合中国国情的将居家和机构的护理服务相结合的社区老人护理模式。

随着居家老人护理服务不断深入和细化，现在开始出现一些"专项性"的护理服务，其中最为典型的就是居家失智老人护理，另外，还有针对老人糖尿病护理而派生出来的脚部护理服务等。

第三节　居家老人护理服务的特点

一项调查显示，在护理服务的选择上，90%以上的老年人希望留在自己家中接受护理服务。这主要反映出客户对于居家护理的舒适性、安全性和独立性的期望。老人在自己特别熟悉的环境下生活，本身就有较高的安全性。家中较大的生活空间以及不同功能的区域，不仅使老人有舒适感，也可以让老人在不同功能的区域发挥其不同的能力和作用。另外，居家环境也体现出一种家庭成员、邻里以及朋友们的亲情、友情关系，老人在这种环境下可以获得更多的关爱，老人自身也能享有自我的尊重。在居家护理服务环境中，老人自我的选择性和自主性也比较大。

从健康护理的角度看，居家健康护理使得居家老人的生活品质提升更多，接受服务老人的寿命都有所延长。一项研究发现，每年接受居家护理服务的老人要比没有接受居家护理服务的老人看医生的总体次数减少了25%；其中，接受居家阿尔茨海默症或其他失智症的疾病护理服务的老人，要比没有接受居家护理服务的老人看医生的次数减少了近50%。

居家老人护理服务是近几十年快速发展的老人护理行业。在北美，老人护理机构的发展开始于20世纪七八十年代，而居家老人护理服务的广泛发展是从20世纪90年代开始的。随着社会服务的日益完善以及老龄化程度的提高，居家老人护理服务越来越被人们所接受，同时，它也成为未来老人护理服务发展的主要方向之一。

一、居家老人护理服务的优点

1. 与护理机构相比，居家生活和护理环境一般会让老人感到更加舒适。

2. 现代的居家老人护理服务涉及服务面更加专业和广泛，无论是医疗介入还是健康护理和生活支持服务，都能及时、准确和方便地提供给客户。

3. 客户居住在一个自己熟悉的、温暖的、充满爱的家庭环境中，可以减少客户心理的压力，提升安全感，这在心理和精神方面对于客户都非常有益。客户自我感受的爱和归属感会比较强。

4. 客户家人作为护理团队的一员参与护理进程，可以使客户感到更多的情感支持。

5. 居家健康护理的服务支出相对要低于老人护理机构。

6. 没有探望老人时间和来回奔波的麻烦，这样家人能将更多的时间和精力用在老人的护理方面。

7. 居家健康护理可以给客户更多个性的选择，如可以有灵活的时间表，可以选择食物、衣物和护理人员等。

8. 居家健康护理的存在，使得客户停留在医院的时间变得更短，也使它成为医院等医疗服务机构的延伸或替代。

9. 孩子与老人的亲密接触，有利于亲情关系的发展。也有利于孩子智商和情商的发展。

10. 家人可以监测病人的健康，进行全程陪护，也有利于应对任何突发紧急情况。

居家老人护理最早是作为医院医疗诊治服务的一种补充手段而出现的。与医院以及专业的护理机构相比，居家老人护理服务虽然具有其优点和特点，但它同样存在着自身的劣势和问题。

二、居家老人护理服务的缺点

1. 对于护理级别较高的需要深度护理的老人，居家护理有可能存在一些不适合的方面。例如，患有痴呆症、帕金森症、糖尿病、癌症等的老人，都需要更多的医疗介入和专业护理，这些客户需要更多检测和监控设备，同时也需要更多专业人员的支持。在这样的情况下，居家老人护理服务在所能提供的配套设施和专业人员方面，能力明显不足。

2. 不是所有家庭都可以实施居家老人护理。许多老人的家庭成员承担着看护老人和照顾家庭的双重责任。特别是长时间照顾老人，无论体力、精力和财力都会使人感到压力；另外，家庭成员内部的情感关系冲突也可能对护理服务产生负面影响。因此，客户家人或朋友对老人的忽略是个不可避免的问题。

3. 居家护理环境的设备和器材可能不完备，特别是没有紧急呼叫系统和安全保护设施，所以一般讲，居家老人护理的安全性是个需要特别关注的问题。

4. 护理人员的个体素质也会影响护理的质量。护理人员也会因个人问题而请假、缺勤，这些不稳定的因素，都可能使护理服务品质出现问题。

5. 老人长期在家护理，可能会因缺乏同龄的朋友而感到孤独，特别是当客户行走不便或是精神抑郁的时候，客户在家中便会逐渐与社会隔绝。

6. 被护理的客户可能无法获得足够的隐私保护和独处的时间，特别是处于较小的护理空间时。实际上，居家老人护理工作对于护理人员隐私的保护也是一个常常出现的问题，特别是对那些必须居住在客户家中的护理人员来说。

7. 居家护理的监控能力相对比较弱，特别是只有护理人员和被护理老人单独相处时，对于护理质量的监控，只能建立在有效的质量监控体系以及职业道德的基础上了。

8. 全程亲身经历老人身体和精神健康状态的衰败，对于客户的家人来说，是个痛苦的过程和经历，特别是在老人生命的最后阶段。

居家老人护理服务作为一个专业的服务行业，在中国的发展还处于初级阶段，但整体老人护理服务需求却极大。据中国民政部公布的数据，截至 2016 年年底，中国 60 岁及以上的老人达到 2.3 亿人，占总人口的 16.7%。未来 20 年，中国平均每年增加 1 000 万老年人，到 2050 年左右，老年人口将达到全国人口的 1/3。另外，2013 年的老龄调查结果表明，我国 80 岁以上高龄老人以每年 100 万人的速度递增，2016 年已接近 2 400 万人。

老龄化问题并不仅仅是中国一个国家的问题，它是目前世界各国都面临的最大的社会问题之一。社会的老人护理服务一般都会涉及较大的资源投入，资金与人力资源的缺乏或不足是阻碍老人护理服务发展的主要障碍，而居家老人服务的开展对于有效地利用现有资源，更多地为老人提供专业服务，可以起到非常重要的推动作用。据美国市场研究机构 IBISWorld 调查报告，2014 年，美国各类居家护理商业单位达 3.3 万个，接收各类居家服务人数达到 1 200 万，居家护理从业人员达 150 万人；居家护理服务年收入达 750 亿美元，并以 3.4% 的水平逐年增长。

三、在中国开展居家老人护理服务的原因

1. 目前，中国政府已经把居家养老置于国家的战略地位。2013 年 8 月，国务院颁发了《关于加快发展养老服务业的若干意见》（以下简称《意见》），提出了加快发展养老服务业的总体要求、主要任务和政策措施。该《意见》特别提出了以居家为基础、以社区为依托、以机构为支撑这一养老服务的发展方向，这已经彰显出居家老人护理服务在养老服务业整体发展中的重要地位。

2. 居家老人护理服务整体的社会需求极大。目前，中国传统式的家庭模式逐步退出历史舞台，据统计，目前中国老人平均"空巢率"超过

50%，有很多地区和城市的老人"空巢率"甚至高达近80%。根据民政部统计，截至2017年，中国失能半失能老人已突破4 000万人，而且这个数字还在逐年快速增加。

3. 建立居家老人护理服务机构的前期投入相对不是很大；投资人不需要投资于护理设施建设，整体看固定资产的投入较少。

4. 营运管理可以根据居家老人护理服务规模、服务范围以及发展目标灵活调整。居家老人护理服务的管理者可以根据自我能力和实力选择护理服务类型，他们可以在医疗性护理、非医疗性护理以及一般生活支持三者中进行选择。

5. 国内中初级教育水平人力资源市场为居家老人护理服务的发展提供了宏观的人力资源保证；另外，社会退休"年轻化"的现状，也为居家老人护理服务在社区的推广提供更多的人力资源选择；还有，"时间银行"的理念也开始在中国悄然兴起；此外，老人护理行业的发展也为医疗健康行业专业人士以及医护人员提供了一个职业选择。

6. 居家老人护理服务既是一种商业行为，也是社会养老体制中的一个重要环节，因此，这类服务具有长期性和稳定性的特点。

7. 政府对于居家老人护理服务的政策性支持，是这类服务快速发展的最大动力。1965年出现的美国医疗保险制度（Medicare）成为美国医疗健康行业（包括老人护理行业）飞速发展的里程碑；随着中国社会保障体制的健全和完善，支持居家养老服务的政策、法规将会越来越健全；另外，中国社区服务日益完善，也是促进居家老人护理服务在社区内开展的关键因素。

8. 居家老人护理服务营运模式相对比较简单，一旦营运模式进入专业化、正规化阶段，就比较容易复制成熟的营运模式，这将便于在某些地区扩大服务规模以及进行连锁经营。美国最知名的居家护理公司 Interim Health Care，有 300 个不同连锁服务地区，遍及美国 43 个州，员工人数达到 4 万多人；另一家知名的居家老人护理服务连锁机构 Home Instead，拥有的员工更达到 6 万多人。

9. 目前商业营销手段的多样化，为类似健康医疗护理"传统"行业市场的发展注入了活力，特别是网络、电子商务以及新技术的发展，为未来老人护理行业的发展提供了更有效的手段和选择。

10. 居家老人护理的健康发展可以有效弥补目前国内养老机构服务能力弱的短板。

四、进行居家老人护理服务可能遇到的主要问题

（一）社会保障体制不完善

这主要是指承担购买护理服务的三个主要方面，即社会医疗保险、养老金以及各类养老保险。根据美国国家居家与临终护理协会的报告，2011 年美国拥有与社会医疗保险（Medicare）挂钩的医疗性居家护理机构近 15 100 家（包括居家和临终护理），就是说，全美有超过 45% 的居家护理机构的服务是由社会医疗保险（Medicare）来支付的，同时还将占全美医疗总支出近 20% 的辅助医疗保险（Medicaid）用于居家医疗健康护理服务。目前，在中国，社会医疗保险、养老金以及各类养老保险等项目的功能性服务有待完善，这是中国居家老人健康医疗护理发展将面临的重要问题。

（二）人力资源问题

这同样是个社会体制的问题。由于过去一直没有老人护理服务的概念，更不要说作为商业的老人护理行业了，因此，中国的教育体制中就没

有系统的老人护理教育和培训的内容，这自然不可能拥有大批老人护理方面的管理人才和护理人员。目前在中国开展居家老人护理服务业务，首先要解决的就是老人护理人员短缺的问题，这是具体的居家老人护理服务是能否顺利开展的首要因素。

（三）观念问题

观念问题包含了以下三个层次的内容。

1. 护理服务经营者的观念问题。这个问题特别反映在：经营者只关注老人护理服务这种商业机会，而忽略了护理服务的内涵；由于缺乏对老人护理服务真正的了解，从而就不能向客户提供所需的服务，也就不能保证服务品质的统一性和持续性。

2. 客户方面的消费理念问题。对于服务性项目，中国人有消费理念传统上的偏差，比如很多人不认为老人护理是一项专业性的服务，甚至不认为是一项应该高收费的服务。在美国，一般性老人护理机构（Nursing Home）最低收费也要在 2 500 美元以上；护士每小时工资为 35～45 美元；老人护理人员每小时工资也要 20 美元起。所以，将居家老人护理服务视为一般性的廉价的家政性服务的观念，可能是客户方面普遍存在的问题。

3. 从业人员观念问题。社会对于老人护理工作的认可度不高，从客户到从业人员都存在老人护理工作是"伺候人的"滞后观念。另外，不合理的薪酬待遇，也使得从业人员对这种观念"入乡随俗"。

老人护理服务并不是一成不变的，往往是社会发展带动了客户需求的提升。20 世纪 70 年代以前，世界发达国家的老人护理形式主要集中于机构型护理服务模式；随着人口老龄化严重、社会资源面临的挑战日益严重以及养护成本的提高，居家老人护理服务形式逐渐被人们接受，现在逐渐成为占有比例最大的老人护理服务形式。

　　尽管居家老人护理服务在中国的发展面临众多不同的困难和挑战，但是巨大的市场机遇有目共睹。居家老人护理服务是一项专业性很强的服务，在行业建立之初就要例行严格的专业准入管理制度；要规范行业服务流程和程序，使之专业化、统一性和持续性；要保证从业人员的专业素质，建立老人护理服务的人力资源教育和培训体系；作为政府和社会，特别要推动对居家老人护理服务支付保证体系的完善。只有这样，居家老人护理服务才能在中国得以健康和有序发展。

第二章
居家老人护理服务机构组建

第一节 建立一个自我发展的蓝图

一、愿景和使命

对一个组织而言，如果管理者没有一个清晰的愿景和使命去运作和管理，就会像一艘没有罗盘的船在海上航行。

愿景和使命构成一个组织的指导理念。愿景主要是关于组织的，而使命是与组织服务的受益者相关联的，这里特别指的是客户与社区。设立愿景的目的，是要明确一个组织的未来目标，即组织将要成为什么样的组织。如果一个组织将要经历某些改变，愿景的设立应该是这种改变的起始点。愿景可以使组织更加关注其努力方向；在市场、政策法规、人力资源、产品及服务等不时变化的压力面前，愿景可以使组织不会迷失自我的发展方向；愿景还可以简化组织的决策，预防组织不同层面的冲突；愿景提供给组织发展的方向和灵感。

使命从愿景中派生，并与愿景有紧密的联系，它反映出一个短期

(3～5 年)愿景的具体实施内容。使命更加强调的是作为组织为达到愿景而给予客户及客户家人、员工以及社区的利益。使命定义了组织的基本目的和为什么组织会出现，它更加强调目前一个组织的状态。当组织的团队成员迷失了工作方向或目标，这时组织的使命就是最好的方向标。组织使命确定的整体组织目标，为组织资源的分配确立了一个基础或标准。组织使命是将组织的目标渗透到组织具体、细小的责任或工作中，并且将组织的目标化解为可衡量、控制和评估的参数，如时间、成本和工作表现等。居家老人护理机构的总体使命，应该是将机构的不同资源、客户的需求以及社区的关系有效地融为一体。

（一）有效的愿意陈述

有效的愿景陈述特性包括以下几点：

1. 清晰、明确以及令人难忘的表达。

2. 描绘出生动和清晰的画面，不会产生歧义。

3. 描述一个光明的未来（希望）。

4. 现实的并可实现的愿望。

5. 组织的价值观和文化呼应。

6. 设立达成目的或目标的时限。

（二）有效的使命陈述

有效的使命陈述包括以下几方面：

1. 组织目标和价值。

2. 该组织希望经营的业务或者谁是该组织的主要"客户"（利益相关者）。

3. 组织对"客户"的责任。

4. 支持组织实现其使命的主要目标。

居家老人护理机构的管理者或总经理必须首先要清晰了解机构的愿景

和使命，同时也要让机构各个部门清楚领会机构的服务目标和方向。当员工开始充分理解机构的愿景，并愿意为之付出自身努力时，机构的组织发展就会出现良好的转折点。

二、价值

每个人都有信仰和价值观，它们直接影响人们在社会中的思维和行为，包括工作。组织价值是组织为实现其愿景和使命而实行的道德原则。价值的认同在组织发展中起着很重要的作用，人们一旦清楚了解了自我以及他人的价值，就很容易做到彼此理解、包容和信任。价值提供了成功所需要的必要的信任和适当的行为规范。价值的分享是建立团队和改变组织文化的一种有效方法。价值的认同也有利于决策的制定和冲突的解决。

在居家老人护理机构中，管理者和机构投资人应该建立一整套与护理服务相关的价值，使机构的每个员工深知这些价值的含义和重要性，同时将这些价值融入每日的工作和决策之中。在居家老人护理机构中，有关的核心价值可能包括以下几种：

1. 尊重。即机构的管理层和员工如何对待同事、客户以及其他利益相关人员。

2. 诚实。即机构的管理层和员工在处理工作事务时，表现出无瑕疵的道德规范。

3. 开放。即机构可以将相关服务信息与利益关联人分享。

4. 公平。即机构能够公平、公正处理工作事务。

5. 质量。即质量是如何定义的，是如何在服务中体现出来的。

6. 经济收益。即阐明获取利润的意义以及相应的奖惩承诺。

组织的价值还是招聘或吸纳高级管理人才的一个重要决定因素。组织在招聘重要的高级管理人员时，组织价值的认同是一个必要条件。同样，许多高级管理人才在加入一个组织之前，对于一个组织价值的认知，其重要性往往可能超过对该组织其他方面的了解。

居家老人护理机构愿景、使命以及价值表述实例

×××老人护理服务公司是专门致力于老人护理机构服务以及居家老人护理的专业护理服务中心。机构服务主要包括老人公寓、辅助支持、老人居家护理以及老人特别护理服务机构。

愿景——为了促进我们的社区老人生活、护理、服务项目和教育的创新做出持久的贡献。

使命——向社会提供居家护理服务和机构护理服务，以提升社会相关群体在社会生活中的选择。我们向社会各界提供独立生活住房、机构和居家生活辅助以及深度护理服务，同时向社区提供老人临终护理服务。

价值——我们的核心价值观是致力于老人护理的激情。这种价值体现为：

- 提升老人的生活
- 赞赏个体的多样性
- 可持续性的服务
- 认可老人在机构中的自由选择
- 尊重客户的尊严
- 提升服务透明度
- 满足精神需求
- 鼓励更新
- 鼓励客户以及相关利益人员对我们事业的支持

一个居家老人护理服务机构拥有其愿景、使命和价值，不仅仅是为企业发展确立某些方面为之努力的目标，它也会让社会和客户能直观地理解一个居家老人护理企业所应有的职责和义务，以及它的专业性、道德水准还有对于社会责任的担当等。

第二节　商业计划

商业计划对于一个商业行为开始之前以及避免在商业过程中不必要的支出，是非常重要的第一步。那些从来没有自己做过生意或者第一次进入某个领域的人，更应该首先准备一个商业计划。商业计划就是描绘一个商业行为走向成功可能经历的路线图，所以它是开始进行一个商业行为的指南。商业计划一般包括市场的调查、客户的定位、收入与支出、短期和长期的预测等。

一、商业计划的主要内容

商业计划有很多种，大致主要包括下列内容。

（一）商业计划综述

1. 概述。

2. 目标陈述。

3. 商业项目所有者权益。

（二）商业项目

1. 商业项目的描述。

2. 市场情况。

3. 竞争。

4. 运作程序（营运战略和形式）。

5. 人力资源。

6. 财务说明。

（三）财务说明

1. 资金需求和使用清单。

2. 资产平衡表。

3. 盈亏分析。

4. 盈利或亏损的预测。

5. 未来三年的经营预测（精确到月）。

6. 备用的现金量。

（四）补充说明

1. 过去三年的税务报告。

2. 个人薪酬支付。

3. 专业人力资源。

4. 其他。

市场信息要力求全面准确，要客观真实地看待自己的优势和劣势；运营措施要明确、细致；财务报告要符合实际。一个商业项目的价值往往建立在商业计划中的财务表述中。

二、居家老人护理服务商业计划重点内容

在指导居家老人护理服务的商业计划时，要特别着重强调三个方面的内容，这三个方面的工作也是居家老人护理服务一直要努力的内容。

（一）客户定位

选择什么样的客户，决定了居家老人护理机构将拥有什么样的服务。不同的客户拥有不同形式的对应的服务。就客户而言，可分为完全自理、半自理以及完全不能自理三种类型。就服务性质而言，可分为生活支持、健康护理和医疗护理服务三种。一般来讲，生活支持服务主要包括陪伴服务、保洁服务、饮食服务等；健康护理服务一般涉及一些向客户提供身体或精神方面的帮助，如洗浴支持、进食支持、语言康复等一般性非医疗护理服务；专业医疗护理服务除了健康护理服务之外，主要围绕通过医疗（介入）手段以达到护理服务目标的工作。

不同的客户定位，决定了居家老人护理机构将提供不同的资源来支持其服务，护理服务的团队组成也不同。例如，如果居家老人机构提供的是一般的生活服务或支持，则机构的员工资质要求就相对地比较低，基本上不需要专业护理资质资格。而如果涉及专业护理服务，则要求从业的员工必须要经过专业的老人护理培训，并且拥有护理工作资质资格。

客户定位在整体的业务发展中起着非常重要的指导作用。它将为居家老人护理机构的运营与管理提供最基本的依据。准确的客户定位可以使居家老人护理机构有效地掌握市场，能够清晰地了解客户的需求，能够非常清楚地知道如何保持和提升服务品质。

（二）居家护理团队的建设

所有居家老人护理服务都是由护理团队完成的，就是说，人是服务中最主要的元素，甚至可以说，向客户提供的"产品"就是由人实现的各种服务，因此，居家老人护理服务中，护理团队在整体服务的运营中是最为关键的环节。这个环节涉及员工的招聘、员工保留和护理团队的扩大三个方面。

（三）可持续性的服务品质保证

这主要涉及居家老人护理机构服务管理体制的建立。这里可能会涉及机构一系列的各种政策、规章制度以及各种工作机构管理程序或流程等的建立。另外，还可能涉及员工的培训或再教育、质量控制与提升以及风险管理等制度和规定的建立。在居家老人护理机构的服务中，可持续性的高品质服务既是客户最为关注的方面，也是居家老人护理机构应该一直努力的目标。

在商业计划中，居家老人护理机构未来三年的发展目标，应该特别着重于基础工作的建设，建立口碑和创建品牌是这个阶段的主要工作目标。这个阶段也是建立横向合作发展的时期。在机构进行居家老人护理服务的过程中，如果因资源和其他条件受限，一定会面临很多的问题和困难，有些问题和困难是机构自身可以解决的，而有些问题则需要机构进行横向合作来解决，通过外部资源支持以及引入新的合作机制来实现机构的商业目标。在这里比较典型的事例反映在机构员工培训方面，一些居家老人护理服务机构规模比较小，而有些居家老人护理服务机构需要大规模发展，这些都涉及员工培训问题，所以，与相关的教育培训机构的合作工作可能在这个时期就要开展起来。

居家老人护理的经营和盈利模式相对比较单一。居家老人服务一般的毛利率为15%～20%，员工薪酬占总成本的50%以上或者更多；另外，管理成本是第二大成本支出，这里的管理成本主要涉及与护理服务有关的"售前"咨询、评估服务和"售后"经常性的跟踪服务。员工的离职可能是居家老人护理机构特别要考虑的成本因素。

制订商业计划时，要考虑到从业务刚刚开始启动，到逐渐趋于稳定过程中的现金需要量。特别是在业务启动时期，现金支付量比较大，所以在计划时要有周全的考虑。作为一个规模不大的新建居家老人护理服务机构，一般要保持够半年现金支出的储备水平。

如果居家老人护理服务涉及医疗护理的范畴，还需要大致半年的时间进行执照的申请工作，这是一个比较复杂、烦琐的过程。在商业计划中，还要考虑到申请商业执照所可能带来的成本和风险。

第三节　居家老人护理服务的启动

在完成居家老人护理商业计划之后，下一步骤就是执照的申请。目前国内居家老人护理服务的执照大体分为两类：

一类是普通的居家老人生活支持和专业健康老人护理服务，目前国内并没有把专业健康老人护理作为一个单独审批的服务项目进行审核。一般商业执照的申请周期为一个月左右。

另一类就是居家老人医疗护理服务，这类服务涉及居家的与医疗介入有关的医疗诊治、药物管理、针剂以及其他医疗形式的服务。这类服务必须向相关的卫生部门申请专业服务执照。

一、居家老人护理服务机构经营场所的选择

居家老人护理服务的启动需要涉及一些硬件设施。首先要考虑的就是经营场地问题，一般来讲，居家老人护理机构的经营场地至少要达到 50 平方米，除了一般办公区域外，还要保证有 1 ~ 2 个客户会谈区域；另外，还应该设有一个多功能室，它除了一般性的会议功能之外，其中有个重要的功能就是员工培训。

经营场所的选择首先要考虑交通的便利，场所附近最好要有停车场或是快捷的交通工具可到达，客户容易找到。居家老人护理服务机构经营场所不一定要选择临街的建筑，因为居家护理服务不像零售，没有必要一定设置临街的办公场所，因为从成本考虑，临街物业的价格一般较高。另外，居家老人护理服务工作场所要临近居民社区，没有必要设立在商业集中的区域。可以将工作场所设立在各地区的社区服务中心、小区的居民委员会以及各地区的社会保障中心附近等，这样社区的居民可以比较容易造访居家老人护理机构，便于近距离地与潜在的客户接触。同时，若将居家老人护理机构设立在一些政府的社区服务部门附近，也会提升客户对服务真实可靠性的印象，使潜在客户有一种安全感，同时也有利于口碑相传。尽管现在网络非常发达，人们可以通过网络了解居家老人护理服务的资讯，但经验告诉我们，从客户和服务提供商的需求角度看，面对面的交流和沟通不仅几乎不可避免，而且非常有效，其中的原因之一，就是通过面对面交流，服务商与客户彼此之间可以慢慢建立起信任。

二、居家老人护理服务机构的设施配置

与老人护理机构相比，居家老人护理服务机构的设施配置就相对简单了很多，因为它基本上是一个纯服务型的企业，护理服务的场地都在客户家中，而居家护理服务过程中所需要的设备以及护理材料也都归属于客户。居家老人护理服务机构的设施配置大致包括以下几方面：

1. 各类办公家具。

2. 电话。电话要带有来电显示、语音留言和录音的功能。护理业务电话要保持两部以上，因为一般客户来电通话的时间不会少于5分钟，客户的咨询电话在30分钟以上也很常见，所以，配置两部以上电话可以防止

因电话占线而错过客户的电话。记住，电话沟通在居家老人护理服务中是最为常见、有效的交流形式。

3. 电脑。电脑具有三个主要功能：一是处理服务机构日常的事务；二是对于机构网站进行后台支持和管理；三是护理业务管理，即对于每日、每月护理服务业务进行汇总分析，对于客户信息进行汇总分析等。

4. 多功能打印机。它应该带有打印、扫描、复印以及传真功能。尽管护理服务有标准的护理合同，但由于每个客户的情况不同，护理计划的内容也不相同，所以与每个客户签订护理合同时，正规的护理合同打印文本是有必要的。

5. 电脑软件。电脑软件可能涉及客户信息储备软件、护理人员信息管理软件、护理服务软件、财务软件等，大型护理机构可能还要有在线支付软件等。电脑管理软件可以大大提升管理效率，同时也能确保相关信息的安全。

6. 保险柜。建议配置两种用途的保险柜：一个是与财务、公章、支票以及发票等有关的物品存放的保险柜；另外一个是用于存放各类机构重要文件、协议以及与客户的护理合同等物品的保险柜。这里特别需要注意的是，要妥善保管好与客户服务有关的文件、文字记录、报告等，这些可能会成为以后重要的法律依据。

7. 碎纸机。护理合同以及相关的文件涉及客户的个人隐私，居家护理服务机构有义务保护客户的隐私信息。对于护理机构与客户之间的护理合同以及有关客户信息的保存时间应当依照相关政策执行。如没有具体政策，为了便于文档管理和客户信息的保护，一般讲，护理机构存档的客户纸质护理合同以及相关信息，在合同终止一年后给予销毁；护理机构存档的电子版的客户护理合同以及相关信息，应该在合同终止5年后，从护理机构数据库中删除。

8. 饮水机。

9. 服务展示牌/架等。

10. 无线网络和 WiFi 的环境。

有些居家老人护理服务机构可能有车载服务的内容，这类机构就可能需要配备车辆或专门改造的车辆。而作为一般的居家老人护理机构，理论上应该配备一辆或几辆业务用车，主要用于居家老人护理服务的客户评估、服务跟踪等环节的工作，这些环节的工作对于保证居家老人护理服务的品质至关重要。当居家老人护理服务业务的覆盖面较大的时候，配备业务车辆可以提升工作效率，同时也可以进行居家护理服务的对外广告展示。居家老人护理服务业务车辆以中低档车为主，考虑到一次性投资较高的问题，在采购车辆时要考虑到自身的能力，同时也可采取分期付款的方式进行采购。

三、网页的建设

居家老人护理服务机构很有必要建立一个独立网页。建立一个企业网页是向社会展示自我的最为直接的形式之一，也是目前最为广泛、最为有效的市场推广手段。网页作为企业的名片，在设计时要保持专业、简明清晰、易获取信息等特点。居家护理服务机构的愿景、使命和价值要非常清晰地展示出来；要清楚说明机构的服务类型和内容。网页里要特别包括客户信息反馈、问题解答以及员工招聘的内容。另外还可以增加一些与机构业务相关的知识性的内容。

在居家护理机构的网页建设中，要特别注意知识产权的问题，要对使用的照片、图片和文字内容进行仔细审核，切忌使用一些未经授权的照片、图片和文字，否则可能会受到侵权的指控，影响护理服务机构的声誉。另外，也要避免使用那些在社会上广为流传的图片、照片和文字内容，这样很容易使大众感觉居家护理机构缺乏严谨的专业作风。

企业网页颜色要庄重，内容布局要简明，切忌过于花哨或过多植入广告，要充分表现出服务的专业性。

网上支付是未来居家护理服务支付系统的一个必然趋势，在进行网页建设规划时，应该将在线支付系统的建立纳入经营目标之一。由于在线支付系统的建立、维护、管理成本较高，在线支付系统的建立也要根据居家护理机构的整体发展和自身能力进行规划。

在线支付系统和居家老人护理服务网络管理平台是一个有效的管理手段，但是它们较高的成本支出也是不可忽略的；在居家老人护理服务组建之初，要有计划、有层次、分阶段地进行投入。

组建居家老人护理机构的另一个极为重要的工作就是建立居家老人护理服务团队，这部分内容将在下一章中介绍。

第三章

居家老人护理服务团队建设

第一节 居家老人护理服务团队的构成

团队是为了实现一个共同的目标而工作的群体。每个团队的成员都有特定的工作。居家护理团队是由一些为了满足客户的各种需求而由不同学科、拥有不同技能的成员组成的。

建立一个符合投资者或管理者理念、愿景、使命以及价值的居家老人护理服务团队，是居家老人护理服务成功与否的关键。

一、居家老人护理服务团队构建注意事项

在组建居家老人护理团队之前，作为居家老人护理服务机构发起者或投资者要清楚以下几点：

1. 是建立居家医疗老人护理服务机构。还是建立居家非医疗老人护理服务机构。前者需要申请专门的服务执照。两种老人护理服务形式的服务团队的组成有较大差异。

2. 居家老人护理的经营者或管理者需要的具体帮助。需要护理方面还

是管理方面的支持？在业务开启之初，可以招聘一些人去做那些自己不愿意或是不能做的事情；随着自我的成长，可以寻求一些人来帮助拓展自己的能力和理想。

3. 对职位的文字描述。花一些时间将每个职位的责任和所要求的技能用书面的形式罗列出来，这样会使你仔细地思考什么样的人最适合你的需求，同时这样也可以减少招聘到不合适人员的风险。

4. 不同职位的不同政策。要建立一个稳固职位的奖惩和评定机制，不要因为是个小公司或小机构就忽略这些。例如，要清楚某个职位的薪酬福利计划，什么样的人才符合条件，什么时候可以获得指定薪酬福利；如果出现哪些具体情况，薪酬福利可能就会扣减，以及会有更严重的处罚等。在机构运营之初，制定好政策和规章，这样可以在未来的工作中减少很多不必要的麻烦。

居家老人护理机构的护理团队的建设，是整个居家护理服务管理中非常重要的部分，它对于居家老人护理服务是否能够真正地满足客户的需求以及是否能够真正实现护理服务机构的愿景和使命起着至关重要的作用。

二、居家老人护理服务团队组成

居家老人护理服务团队的组成人员是广泛的，医生、护士、护理主管、护理人员、康复人员、营养师、理疗师和社会工作者是主要护理服务的直接实施者；同时，客户以及家人也是护理服务团队的重要一员；另外，志愿者也是护理团队成员。

居家老人护理服务团队主要成员及其职责具体如下。

（一）医生

1. 对客户的身体和精神健康进行评估。

2. 对客户护理服务提供医疗介入指导。

3. 评估护理计划的有效性。

4. 向客户提出转介的服务。

5. 家访巡诊。

6. 对客户的身体和精神的诊治提供建议。

（二）护士

1. 评估、计划和实施护理计划。

2. 执行医生的指令。

3. 监督和管理护理进程，使之符合专业标准。

4. 提供药物管理。

5. 教导客户和家庭成员相关的护理技术和进程。

6. 支持家居护理人员的工作。

（三）护理服务主管

1. 评估客户身体、精神及社会和环境的需求。

2. 制订一个满足客户需求的护理计划。

3. 推荐其他的专业服务。

4. 复审或重新评估客户的护理进程，并按照需要调整护理计划。

5. 对护理计划的实施进行协调。

6. 实施质量管理和监督。

7. 实施护理服务考评。

（四）居家护理人员

1. 按照客户的护理计划提供个人护理。

2. 完成要求的居家清理服务。

3. 在护士或治疗师的指导下进行工作。

4. 依据护理机构的政策和规定，对护理工作实施情况进行报告。

（五）物理理疗师

1. 评估客户的肌肉力量、平衡和关节活动。

2. 计划和实施物理理疗的进程。

3. 指引客户和家庭成员进行身体锻炼，以增强肌肉和提升运动能力。

4. 支持家居护理人员的工作。

（六）社会工作者

1. 参与客户接受服务前后身心状况的评估。

2. 评估客户财政支持的需要。

3. 评估社区服务的需要。

4. 对客户的服务进行安排。

5. 确认客户和家庭收到了支持服务。

6. 给予客户以及家人精神和心理等方面的支持。

（七）营养师

1. 指导客户和家庭选择和食用食物，以保证身体健康。

2. 指导选择适当的食谱，并按照医生的指令准备饮食。

（八）职业理疗师

评估手、手臂和食指活动，决定每日客户活动能力安排。

（九）志愿者

无偿地为健康代理机构或客户服务，实施非复杂的工作。

居家老人护理服务涉及医疗护理（医疗介入）以及医疗支持性服务时，医生和护士的角色就起到比较明显的作用，相应的，护理服务团队是以具备实施医生医疗指令的注册护士以及见习护士为主。家庭医生制以及社区医疗入户服务将是以后支持居家养老的一个趋势。但是这里必须清楚一个角色和职责的区分，那就是：居家老人医疗服务方向与居家老人医疗护理服务的方向是不同的，二者不可混为一谈。前者是以医疗诊治为主，后者是采用医疗介入的手段来保持或提升客户日常生活活动（ADL）和工具性日常生活活动（Instrumental Activities of Daily Living，IADL）的水平。所以居家老人护理服务中，对护理对象的称呼不是患者（或病患），而是客户。

三、居家老人护理服务团队管理

在一个居家老人护理服务机构开始运行之初，机构的管理团队至少要保证有文秘一名、护理主管一至两名、招聘及培训主管一名。随着业务的逐步扩大，管理团队的规模也随之扩大，职责和功能也就越加细化。

1. 尽管护理服务主管不是一个专业职称，但在居家老人护理服务中，他是专业服务实施以及服务系统管理的主要管理者和监控者。护理服务主管主要负责客户的接待、员工的调配、客户评估、护理计划的制订和实施、服务品质的跟踪、护理信息的汇总、危机处置以及员工的培训。护理主管应该具备医疗护理或相关学科或工作背景，并且拥有老人护理的实际操作经验。护理服务主管掌握着整个护理服务所有环节的具体细节，所以护理机构的总经理或负责人必须经常与护理服务主管保持沟通，从而做到及时监管护理服务的运营情况。

2. 招聘及培训主管要具备老人护理和人力资源招聘的专业知识和经验。招聘和培训环节在目前中国的老人护理运作中，起着服务质量保证的重要角色。招聘及培训主管要建立招聘的网络系统，要保证不间断地向护理服务提供人力资源。另外，招聘及培训主管还要会同护理主管负责新员工的岗前培训和员工再教育的工作。护理机构的规模扩大后，护理机构可以将招聘和培训分为两个部门进行管理。

3. 文秘主要负责监管文件的日常收发、护理报表的汇总、客户来电的接听、客户的接待、基本的出纳工作以及其他行政工作。

4. 居家护理团队中最主要的群体是护理人员。他们是护理机构服务理念、价值以及实际服务的具体贯彻者和推广者。护理人员必须要接受过老人护理的专业培训。目前专业护理人员招聘对于居家老人护理机构是个较大的挑战，这主要表现为：招聘对象知识水平较低，专业知识和技能水平参差不齐，人员背景复杂等。所以，在护理人员招聘时，可以适当地采用关系人推荐制或担保制。另外，对于已经上岗的护理人员要进行细致的观察以及再培训，使护理人员思想都能统一到护理机构的服务理念和价值导向上来。

5. 居家护理机构要建立完善的员工薪酬福利计划。薪酬福利必须要符合国家的有关规定，护理机构还可以实施额外的福利计划，如带薪假期、医疗保险以及年终奖励等。护理人员的工资应该保持在一个合理的水平之上，即护理人员的月平均工资应该高于那些家政服务人员工资的 25% 以上。对于承担深度护理、临终护理以及特别护理工作的护理人员，还应有额外的补贴。

6. 所有的新员工应该有 3 个月的试用期。在这期间，居家老人护理机构有必要向新上岗的员工提供上岗前的专业培训，进行公司规章制度以及有关程序、流程的介绍；对于那些实际操作尚不熟练的护理人员，公司可以拿出更多的资源来支持这些新员工，从而使他们早日成熟起来。

7. 另外，居家老人护理机构团队在组建时还要考虑到以下几种情况：

（1）不要忽略志愿者队伍的发展。志愿者是社会公益活动非常重要的成员，老人护理服务中，有许多服务非常适合志愿者参与。居家老人护理机构可以向社会开放，以提供向老人献爱心的机会。

（2）不要忽略年老的"年轻人"。一般讲，这类人是 55～65 岁之间的人，这些人拥有丰富的社会经验，身体仍旧健康，而且背景可靠。他们当中有很多人处于退休或半退休状态，很愿意为社会做一些事情，所以，在招聘护理人员以及管理人员时，可以考虑这类群体。

（3）把招聘工作融入市场营销当中。居家老人护理机构要经常性地对外宣传自身价值理念和人文文化，从而吸引其他正在从事或有意从事老人护理的人士加入居家老人护理团队。

居家老人护理服务管理主要覆盖了三个领域的知识和经验，即健康护理、管理和市场。作为一个居家老人护理服务的经营者，他至少要拥有两个领域的知识和经验，否则，就不得不花更多的资源去招聘他人来管理。作为居家老人护理服务经营者，尤其是在业务开始之初，要特别关注企业价值、企业文化的建设，有了良好的企业形象，自然会被社会认同，同样也会被客户和员工所认可。

第二节　居家老人护理团队的职责和专业指导

居家老人护理服务人员是居家老人护理服务团队中具体实施服务程序最多的一个群体，他们是居家老人护理服务计划最主要的实施者之一；对一个居家老人护理服务机构商业规模的评估，也往往是以其拥有多少在职护理服务人员作为主要的考虑因素。

一、居家老人护理服务人员的工作职责

从客户的需求看，居家老人护理服务人员的工作职责可能会涉及客户的基本生活服务、支持以及健康护理。他们的主要职责包括以下内容。

（一）健康护理服务

1. 口腔护理。

2. 协助洗浴。

3. 提供皮肤护理。

4. 会阴护理。

5. 协助梳洗化妆。

6. 协助穿衣。

7. 协助运动和活动。

8. 协助转移。

9. 生命体征检测。

10. 量度摄入和排出量。

11. 收集样本。

12. 记录活动和观察的结果。

13. 实施特殊程序：

（1）语言康复训练。

（2）肢体康复。

（3）认知训练。

（4）记忆训练。

（5）排泄控制训练。

（6）进食训练。

（7）鼻饲。

（8）造口术的护理。

（9）灌肠。

（二）生活支持服务

1. 陪伴服务。

2. 采购。

3. 准备和制作膳食。

4. 简单家务，如掸灰、洗尘、洗碗、洗衣、清洗浴室以及维持家居整齐等。

（三）日常生活管理支持服务

1. 协助客户预约医生或医疗治疗。

2. 协助客户管理居家的往来账单、信件等。

3. 协助客户处理居家财务事宜（服务合约中需有明确授权）。

在这里要特别指出，尽管居家老人护理服务可能涉及客户日常生活以及健康护理的方方面面，但是其工作重点还是偏向于老人护理服务，而不是居家家政保洁服务。从居家老人护理服务的内容可以大致看出，居家老人护理服务的专业性主要表现在老人护理方面，这也是对老人护理人员进行专业培训的重点方面。

二、居家老人医疗护理团队的工作职责

当居家老人护理服务是以医疗护理服务为主时，居家医疗护理服务团队的核心主要是护士，另外团队成员可能还包括医生、康复师、理疗师、营养师等。团队成员都必须拥有国家或行业的专业执照和上岗证书。除了

资格证明之外，居家老人医疗护理团队成员还要具备实际操作经验、客户服务观念、独立工作能力、解决问题以及紧急情况处置能力、团队合作能力、抗压能力等。

居家老人医疗护理团队的工作职责具体如下：

1. 协助操作医疗器械，包括呼吸机。

2. 中心和外周静脉药物治疗，如化疗。

3. 导管的管理和维护。

4. 营养进食，如鼻饲。

5. 疼痛护理。

6. 物理治疗、职业治疗和言语治疗。

7. 抽血和注射。

8. 药物管理。

9. 监测健康状况。

10. 康复。

11. 护理的评估和管理。

12. 自我教育或家庭护理技术。

13. 舒缓护理和临终关怀。

居家医疗护理团队的组建要特别严格依照国家的有关规定进行，任何资格以及业务能力的不实或者造假，都会给以后医疗护理服务的品质带来难以估量的损失。由于居家老人医疗护理服务涉及居家老人的医疗诊治、医疗介入、医疗处置、注射、药物管理等专业操作和管理的元素，保持医疗护理服务团队的专业"纯度"就成为实施有效的居家老人医疗护理服务的基本前提。

特别提醒：皮下及静脉注射、点滴、导尿管的插入及导出、食管的插入及导出、提供药物等都是居家老人医疗护理服务中护士的重要工作，这些工作必须要由有经验的持证护士来亲自完成；一般居家老人护理服务人员不可以实施这些工作，但他们可以对这些工作实施记录、监管以及进行器具清洁等。

三、居家老人护理服务人员的职业素养和指导

在居家环境中，我们可以凭着爱心来关照他人，单凭这一点，似乎我们每个人都能做到；但如果是照顾老人，这个工作不是几天，它往往是几个月、几年甚至十几年，要持续不断地向老人提供专业的身体和精神的支持，甚至每天 24 小时以及每周 7 天不间断地关照。另外，在关照过程中，老人可能无法理解指令，照顾者必须注意老人的安全等问题。事实告诉我们，不论对老人的家人，还是对专业的老人护理人员来说照顾老人都是一项非常艰巨的工作。这确实不是一项所有人都能胜任的工作。

（一）良好的居家老人护理人员的职业素质

1. 关照。关心他人。

2. 可信赖性。及时地报告、完成指派的任务，遵守规定和承诺。

3. 体谅。尊重他人的身体和精神的感觉，对客户及家人和同事和气。

4. 愉快。愉快地与他人打招呼和交谈。不在工作中表现出心情不悦、坏脾气和不愉快。

5. 同情。同情是以别人的观点去看待问题，使自己处于他人的位置上。

6. 信任感。指客户和同事对护理人员有信心。他们坚信护理人员能保

护他人隐私，他们相信护理人员不会对患者、医生和健康团队窃窃私语。

7. 尊重感。拥有自己的信仰、价值和感觉，是客户的权利。如果客户的信仰、价值和感觉与护理人员不同，护理人员不能批驳和谴责他们。应该在任何时候都尊重客户，同时也要尊重自己的主管和同事。

8. 礼貌。应该礼貌地对待客户、客户家庭、访客和同事。

9. 有意识性。准确、仔细、小心地遵守相关的工作和指引。

10. 诚实。诚实和准确地报告自己提供的护理工作的数量和种类、观察和错误。

11. 合作。乐意帮助他人或与他人一起工作。

12. 热心。对工作表示出热情、有兴趣和兴奋。对正在做的工作有自我认知非常重要。

13. 自我认知。护理人员要有自我的感觉，明了自己的优缺点。在了解自己的客户之前，先需要了解自己。

14. 守时。准时开始和完成工作，这是一种承诺。

15. 好学。积极和乐意学习，努力接受新的知识和技能。

（二）居家老人护理人员的一般性指导

1. 准时到达所分派的家庭。有些客户不能独自留在家中，护理人员迟到可能会令客户遭受伤害或给客户家人或其他护理人员造成不便。倘若接班人确实有事，切勿留下客户使其无人照顾，要及时通知服务主管。

2. 按照公司的指示执行任务。客户或家人可能会请护理人员做其他的事情，或要求改变护理人员的时间表或任务，在这种情况下，应及时与服务主管联系。

3. 护理人员只承担曾受过训练的工作任务。倘若护理主管要求护理人员从事他自己不熟悉的任务，该护理人员应当要求更多的培训。

4. 如果护理人员对所分派的任务或程序不明确，应该及时向主管查询。有关客户的问题也应事先问清楚。

5. 切勿对客户的诊断和治疗计划提出意见。

6. 切勿向客户或家人收受礼物或金钱。不要希望或接受客户的小费。

7. 切勿与客户或其家人谈及护理人员的私人事情。

8. 只在健康护理团队会议上谈论客户或其家人，切勿与其他人谈及他们的问题。

9. 对主管给予的协助和提出的意见应予接纳，也应接纳其他团队成员的协助。

10. 不要从客户那里购买物品或向客户售卖物品，特别是保健品。

11. 参加培训班，学习更多有关家居护理的知识。

12. 将护理人员的观察结果准确地做出记录和报告。客户身体与情绪的变化都必须做出记录与报告。

13. 对客户、客户家人及其财物皆应尊重、爱护或保护。

14. 应保持专业态度，使客户与其家人都视护理人员为榜样。

（三）居家老人护理人员绝对禁止的事情

有些任务、程序与工作是居家老人护理服务人员绝对不应该做的。作为居家老人护理服务人员，以下这些事是绝对不能做的：

1. 绝对不能提供药物。包括口服、由肛门塞入、注射或经由静脉注射直接输送至血液的药物。只有在药物已经由护士或家人配制好的情况下，护理人员才能协助客户服用。

2. 绝对不要将喉管或任何物体插进客户体内或自行从体内取出，绝对不可以将导管插进客户的膀胱、食道、气管、鼻子、耳朵或血管，不得将导管插进手术的开口处。

3. 绝对不要接受医生口头或电话中的指示。当护理人员与客户一起时，可能遇到医生来访。医生可能会要护理人员听取他的治疗或配方指示，这时应该礼貌地把护理人员的姓名与职务告之医生，并通知护理人员的主管致电医生，或询问医生是否愿致电自己的上级主管。

4. 绝对不要实施需要消毒技术的程序。消毒技术能祛除与客户身体有接触的一切微生物，消毒技术需要技巧和判断力，这些都是超出居家老人护理人员训练的范围的。护理人员可能会被要求协助护士进行消毒程序作业，但是护理人员绝对不能自行运作消毒程序。

5. 绝对不要将客户的诊断或治疗计划告诉客户或其家人。医生有责任将诊断或治疗计划告诉客户或其家人，护士会将医生所说的话做进一步的解释。

6. 绝对不要为客户或任何其他人做出诊断或给出治疗建议或药物处方，只有医生才有权做出诊断和开处方。

7. 绝对不要监管其他居家老人护理人员的工作。护理主管和护士有责任监管居家老人护理服务人员。越权监管他人工作，可能会引起严重的法律责任。

8. 绝对不要将做不到或超出居家护理服务人员工作范围内的指令或要求置之不理，要立即将不能执行的指令或要求的原因向护理主管解释。除非护理人员加以解释，不然护理主管会以为护理人员正在执行指令。客户的护理绝对不能疏忽。

9. 绝对不要在未征得同意之前，随意搬动或重新摆设客户的物品。曾有客户在找不到自己的东西时，对居家护理人员做了偷窃的指控。

10. 绝对不允许向客户明示或暗示参与客户的财务分配或遗产分配。

居家老人护理人员应该具备中等以上的教育程度；他们必须接受老人

护理服务专业技能培训并参加实习，特别是涉及老人辅助支持服务和专业（医疗或非医疗）护理服务，护理人员必须接受行业规定的小时时间的培训和实习。在欧美国家，老人护理人员（老人护理机构和居家老人护理机构）一般必须要接受 8～12 个月或 200 小时以上的专业培训和实习，考试通过后才可获得专业证书、上岗工作。对于护理服务只是涉及一些简单的老人生活服务性工作的居家老人护理人员，一般会要求他们拥有急救和食物安全方面的证书，但并不需要专业的老人护理培训证书资格。

虽然老人护理服务是个社会性服务，但它有着较为鲜明的特殊性，这是由于老人护理服务涉及众多的知识，但它又看似不是一个专业性很高的工作；在护理服务中出现的许多问题往往源于社会、文化传统、教育背景、价值观、精神和心理等多方面的挑战。所以，老人护理工作对于一个合格的老人护理工作人员来讲，综合性的知识和技能的要求实际上是很高的。

（四）居家老人护理人员的仪表举止

居家老人护理人员的仪表举止，都会影响别人对整体护理服务从业人员的看法。护理人员应该是客户及其家人的榜样，他们会观察护理人员并向其学习。因此，护理人员必须注意个人细节。下列指导能帮助护理人员维持专业的仪表与举止。

1. 一般要求。

（1）每天洗澡以避免异味，并保持清洁。

（2）饭后要刷牙，以防蛀牙、牙周疾病以及口腔异味。

（3）头发应保持整齐干净，不要将头发垂到衣领下，也不要让头发垂到脸上。

（4）只用少量的化妆品。

（5）指甲要剪短并保持整洁。

（6）避免用香水，这样可能会使客户感到不舒服。

（7）穿上居家老人护理服务机构所规定的制服。有些机构要求护理人员要穿着统一制服，而有的则允许穿着普通的衣服。

（8）上班时不要佩戴首饰。粗大的饰物可能会把客户刮伤；手链及耳环都很容易被精神错乱的客户拉掉。

（9）制服必须保持整洁、熨烫平整及缝补完好。

（10）每天更换清洁内衣及制服。

（11）穿低跟而防滑的鞋子。鞋子必须舒适、干净并光亮。

（12）佩戴工作名牌，以便别人能认明护理人员本人和服务机构。

（13）只服用由医生指定配方的药物。

（14）切勿在客户家中吸烟。

（15）保持健康的体重。

（16）进食营养均衡的膳食，每天运动，并有充足的睡眠。

（17）控制说话音量和速度，使用标准的普通话。

（18）工作的动作要舒缓，不要太猛/急。

（19）不要随意打断客户的对话或思考。

（20）要有经常洗手的习惯。

老人护理服务往往是一个长时期的工作，为了保持统一、标准和持续的服务，必须要保持整体护理团队处于良好的工作状态，特别是一线护理人员。

2. 护理人员应保持积极的工作态度。

（1）按时到达工作岗位。

（2）保持愉快状态，多微笑。

（3）意识到客户和客户家庭的需要、喜好和不喜好。

（4）主动调整自己的生活时间，以满足客户的需要。

（5）能够理解他人的不同观点。

（6）不能接受与护理人员行为准则相悖的行为。

（7）如果可能工作迟到或缺席，要及时通知代理的护理服务机构。

（8）不要在客户家里打个人电话。

（9）护理人员不要将自己家里的电话号码留给客户。

（10）把自己个人的问题放在家里，不要带到工作中。

（11）自我保持良好、健康的生活状态。

（12）要将工作的问题向自己的主管汇报。

（13）不要把自己个人的事务安排与客户的服务放在一起。

（14）尊重客户及家人的隐私。

（15）要保存好所收到的有关客户或家人的需要保密的物品。

（16）不要使用客户的电器产品，如电视机等。

（17）不要带其他人到客户家里，包括孩子。

（18）不要强迫自己去熟悉客户或客户家人。

（19）护理人员不要将个人的事务掺入客户、客户家庭或其邻里关系之中。

（20）没有主管公司的允许，不要驾驶客户的汽车。

（21）当有访客到达时，要保持自己处于忙碌的状态；不要打断或参与他人与客户的交谈。

（22）不要希望或接受客户的小费。

（23）不要借入或借出钱财。

（24）常用"换位思考"方式去体会他人的感受。

（25）对待他人应该像希望他人对待自己一样。

（26）记住，护理人员在客户家里是一位"客人"。

实际上，对于如何保持居家老人护理人员的良好的工作状态，对居家老人服务管理来说是个较大的挑战，这与居家环境老人护理服务的特点有直接关系。压抑的工作氛围、长时间的工作压力、客户的不理解、缺乏服务机构的沟通、自我的问题等，都很容易影响护理人员的工作状态。居家老人护理服务中，管理者常常不能直接或经常性体察到一线工作人员的工作状态，往往单单采用管理系统来保持一线服务处于良好状态，这对管理系统的挑战是很大的。这也许需要进一步加强护理机构企业文化的建设，增强企业价值的建立和认同，以及强化企业管理中领导力的作用。

有些居家老年客户以及家人有一种错误的认识，他们认为居家老人护理服务应该涵盖居家客户的方方面面，特别是针对那些从事24小时入住客户家庭的护理人员，客户以及家人可能认为居家老人护理不仅要负责客户各种护理方面的需求，同时还有居家保洁、做饭、买菜、清洗衣物等工作，甚至要负责住入客户家庭的其他成员的家政服务。在此要特别指出，居家老人护理服务与居家老人家政服务的服务内容、工作目标以及服务成本都有很大差异，二者不能简单地混为一谈。居家老人护理人员只是从事简单的所谓家政性质的服务，但其目的是为了客户拥有健康的膳食和良好的护理及生活环境。

四、居家老人护理服务主管的职责和角色

居家老人服务团队中另一个非常重要的角色就是护理服务主管。应该说居家老人护理服务主管与居家老人护理服务人员的组合是居家老人护理

服务的最基本的服务实施单位。一个护理服务主管一般辅助 20～30 位居家护理服务人员的工作安排、管理和监督。

居家老人护理服务主管不同于护理服务经理，他更加关注具体居家护理服务的管理工作。具体反映在以下几方面：

1. 参与客户的评估和客户护理服务计划的制订。

2. 负责与客户的护理服务合同的签订。

3. 进行护理服务人员的工作分配和协调。

4. 负责向护理服务人员说明、解释护理服务计划和具体的工作安排。

5. 定期召开护理服务人员的会议和与护理服务人员交流。

6. 定期进行客户家访以及以其他形式与客户的交流。

7. 向居家老人护理服务机构反馈居家护理服务中具有普遍性和特殊性的问题。

8. 与客户所在社区取得联系。

9. 经常检查居家护理服务工作的质量，制订风险应对的预案。

10. 及时协调和解决护理服务中出现的问题。

11. 向居家老人护理人员提供专业的工作指导和培训。

12. 向客户解释护理服务的规章、程序、流程等。

13. 及时收集、汇总和分析各类护理服务报表或报告。

14. 负责所管辖员工的薪酬福利计划和分配。

15. 负责所服务客户的护理服务费以及其他费用的收缴。

16. 向社区和客户宣传居家护理服务机构的价值、理念以及具体的服务项目，提升居家老人护理服务的口碑。

居家老人护理服务主管应该拥有医疗护理教育背景，应该具备两年以上老人护理服务的工作经验。护理服务主管要精通老人常见健康问题的护理专业知识和技能，具备很强的实际操作能力。

居家老人护理服务主管应该是关怀、同情和尊重他人的人，要具备良好的沟通能力和团队组织、管理能力，要特别精于压力管理，要清楚了解国家有关政策、法规以及客户的权益。

居家老人护理服务主管既要服务于客户，又要服务于员工，同时还要负责整体护理服务的有效实施，对客户和员工进行双向的监管。护理服务主管对于护理服务员工就像是严厉的老师，对护理服务规章、程序、流程进行严格执行、监管；同时他又是一个辅导员，对员工专业能力的提升进行辅导，在员工的生活上给予人性化的支持。

居家老人护理服务机构的总经理或经理要与护理服务主管保持交流渠道的畅通。护理服务机构要定期举行由护理服务主管参与的护理服务会议或例会。居家护理服务的管理层要从护理主管处获得护理服务一线的信息，及时解决护理服务中出现的问题。通过这类会议，护理主管也可以更加清楚地领会护理服务机构管理和工作的目标和思路，同时提升自我的管理技能。

居家老人护理服务主管在有效的居家护理服务中起着非常重要的作用，因此，居家老人护理服务机构要制订一个可行的护理服务主管培养、培训的人力资源计划，特别要注意在现有的居家护理服务人员中物色未来居家护理服务主管的候选人。实际上，不仅护理服务主管，包括护理服务机构的管理人员以及一般的居家护理服务人员，居家护理服务机构都应该有一个长久的人力资源规划，确保机构人力资源能够满足日益增长的发展需求。

五、居家护理团队的保密责任

居家护理环境与一般工作环境有一个很大的区别，那就是居家护理服务人员涉及很多他人的隐私或私密的信息，因此，居家护理服务人员有责任和义务保守客户以及家人的隐私或私密的信息。

(一) 保密内容

保密是对客户的一切资料保守秘密。客户的隐私权是受法律保护的。隐私权是指客户有不允许其秘密资料被泄露出去的权利。有关客户或其家人的某些私人事情也是秘密,包括:

1. 客户的健康问题,客户有何毛病。

2. 婚姻、家庭或金钱问题。

3. 客户是否将不会康复。

4. 与客户治疗有关的资料。

5. 客户对护理人员倾诉过的想法和感受。

作为居家护理服务人员,必须将一切秘密资料完全保密。然而,有时候,客户可能会要求护理人员保守一些"秘密",例如客户告诉护理人员"胸部作痛",叫护理人员不要告诉她的女儿,因为她不想让女儿担心,所以让护理人员说"只是消化不良"。然而,胸部作痛显示客户可能有严重健康问题,因此,居家护理服务人员必须将这些情况报告给护理主管。此外,若护理人员无意中听到客户以及客户家人吵架,不应把所听到的信息告诉他人。

随着服务时间的推移,客户与护理服务人员逐渐建立了彼此间的信任,这时客户可能会告诉护理服务人员一些非常私人的事情。他们相信任护理服务人员会尊重他们的隐私。客户可能告诉护理人员一些有害的信息,那么护理人员就必须做出报告;同时也要让客户理解为何必须把这项秘密的信息予以报告。

(二) 护理服务人员保密指导

1. 不要与一名客户谈及另一名客户。

2. 不要与客户的家人或朋友讨论客户的秘密资料。

3. 不要在公众场合谈及客户，只应在适当的场合讨论客户的资料，例如机构的办公室。

4. 只与护理团队的其他成员讨论客户的情况。

5. 不要说客户的是非。

6. 主动回避一些敏感或护理人员不应该涉及的信息。

第四章
居家老人护理服务对象

居家老人护理管理者和服务人员有必要对居家老人护理服务对象——老人有一个清晰的了解。一个人只有亲身经历了一些事情，才能体会到那种真实的感觉；但是如果我们一一真正亲身体验老人的感觉时，我们可能已经成为一个年长的被照顾者了。因此，为了更好地满足老人的各种需求，我们就必须学习关于老人的知识，去认识老人，这样我们才能理解：

- 为什么老人会怕冷？
- 为什么老人容易摔倒？
- 为什么老人的血压比一般人要高？
- 为什么老人时常有记忆不清的问题？
- 为什么老人容易产生焦虑或抑郁？
- 为什么老人会逐步远离社会，同时他们又惧怕孤独？等等。

人的衰老是人生的正常演变，人一出生就向衰老方面不停地演变，死亡成为人一系列肉体演变的终止，而人所创造和保留下来的知识和精神、精髓将继续为后来人传承与发扬。

既然衰老是人的正常生长阶段，那也就说明衰老并不是一种病态，而不过是人生的一种常态。因此说，养老过程并不是养病，甚至不是治病的过程。

从老人护理的角度来看，当一个人被定义成病人或患者时，那一定说明这个人某个身体器官的功能出现了问题，医疗诊治的目的就是为了恢复病人或患者的某个身体的功能。而人到老年阶段所出现的某些健康问题，大多是人在衰老过程中的众多表象中的一部分而已，这些大都是"正常"的老人健康问题，当然有一些疾病（如阿尔兹海默症）除外。为此，在居家老人护理服务中，我们一直要视那些被照顾的老人为正常人，而不是病人；我们称呼他们是客户，而不是患者。

第一节 了解老人

第二次世界大战以后，除了小型、零星的战争外，世界整体一直延续和平状态；另外，科技的发展也促进了人类生活品质的提升。这就使得人们的平均寿命都高于以往人类历史的任何时期，老年人数量也正迅速增加。现在世界上人口平均寿命在 70 岁以上的国家非常普遍。随着人们寿命的不断延长，目前世界上人口老年化问题也日益突出。实际上，老年人的健康和生活品质，直接影响一个社会的稳定和人们的生活信心，所以，整个社会必须要拿出一定的资源投入在老年人健康和生活品质方面。

一、步入老年

（一）老龄阶段

人随着年龄的不断增长，就逐步步入老龄阶段。我们可以将人的老龄阶段再细分为以下三个阶段：

1. 年轻老龄阶段——60 ~ 74 岁。

2. 中年老龄阶段——75～84 岁。

3. 老年老龄阶段——85 岁以上。

人的变老是一个正常的生理发展过程和阶段，在这个阶段中，人会出现许多变化，这种正常的变化表现在身体结构和功能上，增加了患病、受伤和致残的危险。通常，这些变化是逐步产生的。另外，老年人也出现了心理和社会方面的变化。大部分老年人可以适应这些变化，健康和愉快地生活；他们有的与自己的伴侣一起生活在自己的房子中，而有的老年人则需要住在护理中心，需要进行长期的健康护理。

（二）人进入老年的大致生活路径

1. 对于体能优势的减弱和健康状况下降的调整。

2. 对于退休和收入减少的调整。

3. 应付自己伴侣的死亡。

4. 结交新的朋友和关系。

5. 对自己死亡的准备。

二、老人心理和社会关系的变化

灰白头发、皮肤起皱和行动迟缓，都是人变老的身体变化信号；生活伙伴、家庭成员和朋友的相继去世，是一个人变老的社会信号。身体和社会的变化对人的心理会产生影响，也会影响老人的基本需要、归属感和自我尊重。

（一）退休

大部分人渴望退休。通常人们在 60 岁退休，有些人早些，有些人晚些。退休是对自己工作生活的一种奖励，人们有这样的权利不用工作而去放松和享受生活；旅游、娱乐以及做一些自己愿意做的事情，就是退休的

"好处"。有人喜欢退休生活，而有些人就不那么幸运了。退休是人生中面临的第一个变老的经历。有些人必须退休，因为他们患有慢性疾病或有伤残。不良的健康状况和高额的医药费，使退休生活变得非常艰难。

工作有着社会和心理的影响，它有助于人们满足爱、归属感和自我尊重等基本需要。工作可以带来满足和有益的东西，人们可以为他们每日劳动或出色工作感到自豪。有些人工作是为了心理和社交的满足。所以退休对于这些人来讲会感到非常困难。为此，有些退休的人仍做一份非全职的工作或志愿工作者，用这些提升生活价值。

退休也会造成收入的减少。通常退休后的收入要低于工作时收入的一半，福利也会减少。退休和人的变老并不意味着变低的消费，房子的分期付款、食品、衣物、水电、医药等开销并不比以前少。由于收入的减少，有些人被迫改变自己的生活方式，如限制社交和娱乐活动，买一些廉价的食品、衣物和用品等。在许多传统的中国家庭中，年长的父母与已成年子女一起生活的情景是比较普遍的，这样，老年人和子女实际上达到了一种低层次水平上的互利目的。

（二）社会关系

在人的一生中，社会关系一直在改变。比如，孩子长大、离开家并有他们自己的生活，许多孩子远离父母生活，老朋友搬走、死亡或伤残。大多数老年人会与他们的家人、亲戚、朋友保持着往来，但许多老年人还是感到孤独。与孩子分隔和缺乏与同龄人的交往，是造成老年人孤独的主要原因。

许多老年人可以调整这些改变。增加个人的爱好，参与社会公益活动，以及结交新朋友等，都会预防老年人的孤独感。成为祖父母，本身就可以带来很多爱和乐趣；参与家庭的活动，也有助于预防孤独；同时，这样也让老年人感到自己有价值和为人所需。

孩子多会经常关照老年人。父母和孩子的角色是经常改变的，有的时期父母照顾孩子，而有的时期则是孩子照顾父母，后者的改变是依据孩子可以使父母感到更加安全为前提的。但是也有许多老年人和他们的孩子不愿意这样，有人会认为他们失去了尊严和尊重；紧张情绪往往会在孩子、父母和其他家庭成员中产生，缺乏隐私性和对于房间清理、孩子管教、食物的争论等都是产生家庭关系紧张的原因。

生活伴侣的过世，往往会对老年人的身体和精神产生严重的打击，经常会造成身体和精神上的问题，甚至死亡。尽管我们不能阻止人的自然死亡，但我们可以为老年人做一些心理的准备工作，从而不会使老年人感到事情过于突然而不能接受，以致导致健康问题。

身体的改变是老年人正常的生理过程，改变将出现在每个人身上。身体的运动能力降低，能量水平和身体机能的有效性也都会降低。当然，这些变化是因人而异的，影响因素包括饮食、整体的健康水平、运动、压力、环境和遗传。一些变化是逐步而不明显的。有一些老年人的身体改变是由于疾病或受伤造成的。

三、老年人身体的改变

（一）表皮组织

皮肤失去弹性、力量和油脂层，造成皮肤薄而松弛，从而产生皮肤的皱纹。油脂和汗腺的减少会造成皮肤的干燥；干燥的皮肤非常易破和受伤，皮肤的脱落、皮肤刮伤和褥疮等都是危险的。

皮肤出现黄斑，有时我们叫老年斑或褐斑，通常出现在手和手腕上。

皮肤有一些神经末梢，它们影响着人对于热、冷和疼的感知能力。它们的损伤以及延迟治疗，都会造成血管数量减少。

皮下脂肪组织的减少会造成对冷的敏感，所以要经常使用毛衣、毛毯去保持体温。通常老年人房间的温度需要略高于正常温度。

指甲变得厚而坚硬。通常脚部的循环功能较差，如果出现龟裂和外伤，就很容易造成严重的感染疾病。

干燥的皮肤容易受伤和造成瘙痒。要避免每日洗澡，通常一个星期洗两次澡；可以隔日对身体某个部位进行擦洗。给予客户洗浴是为了保持他们的卫生，但一定要考虑到他们皮肤的护理；要注意只使用中性的肥皂，通常胳臂、腿、背、胸和腹部不要使用肥皂。护肤乳、护肤油和护肤膏可以预防皮肤干燥和瘙痒。

有的老人也许会抱怨脚冷，要及时用袜子进行保暖。不要使用热水瓶和电热垫，因为老人皮肤很脆弱且循环系统不良，再加上对于冷和热的敏感度下降，所以如果这样做可能造成老人的烫伤。

灰白头发在老人中是普遍的。毛发变得稀少在男性和女性老人中都会出现。毛发的变少会出现在头、身体暴露的部分和腋下。女性的脸部（嘴唇和下巴附近）可能会长出毛发。头发的干燥是由于头皮的油脂减少的缘故，经常梳理头发可以刺激头部的循环和油脂的产生。洗发液的使用要因人而异，一般来讲，老人使用洗发液的频繁程度应低于年轻人。洗发液只是为了卫生和舒适的目的才使用。

（二）肌肉系统

肌肉细胞的减少，肌肉萎缩和力量的减少，骨骼力量的减弱并变得脆弱和容易断裂，关节变得僵硬和疼痛等改变，都会造成老人的身高降低、身体力量减弱和行动能力的减弱。

经常运动和良好的饮食习惯可以延缓以上变化的速度。老人需要尽可能地多活动。有规律的活动是非常有益的，洗澡、穿衣、梳理和其他每天的活动，都是身体运动的形式。膳食应是高钙、高蛋白质和富含维生素的食物。

记住，老年人的骨头是非常容易断裂的，所以一定要防止老年人受伤，特别是要预防老年人跌倒。有时老人起床或行走需要护理人员的帮助和支持，护理人员在翻转和移动老人时，动作一定要轻柔、小心。

（三）神经系统

老年人的改变表现在感觉、听觉和视觉方面的减弱，味觉和嗅觉反应迟钝；对于疼痛、冷热和压迫的敏感度减低。通常老年人对因受伤和疾病而造成严重疼痛的反应不是非常敏感，老年人自己可能只是感到有点不舒服。因此，老年人是处在一个易受伤的危险环境中，他们必须受到应有的保护，以防止受伤。有关的安全措施将在后面章节阐述。要对皮肤的破损仔细观察，好的皮肤护理可有效地预防褥疮的出现。

大脑的供血减少，大脑细胞逐渐丧失，这些改变影响着人的个性和精神：较短的记忆时间以及健忘的情况增加，反应缓慢，常出现糊涂、发昏和疲劳的状况。老年人往往对久远的事情要比现实的事情记忆更加清楚。但是，有许多老年人都能积极、主动地参与各种活动，他们并没有表现出在个性和精神上的异常。

老年人通常睡眠较少。身体能量的丧失和血液流动缓慢往往会造成疲劳，通常白天他们要有短暂休息或小睡。他们通常睡觉和起床都比较早。

（四）心脏系统

心脏肌肉变得缺乏力量，向身体各部位供血的力量减弱。当人处于休息状态时，这些改变也许不会导致什么问题。但是当人进行运动还有兴奋和患病时，就需要更多氧气和营养，这时心脏就不能满足这些需要了。

动脉失去弹性并变得狭窄。动脉的供血不足，会造成身体某个部位、系统的循环不良。因此，一个无力的心脏很难将血液泵到狭窄的血管中。

白天要让老年人有足够的时间休息。要计划好每日的活动，不要运动过量。老人不宜长距离行走、爬太多的楼梯和负担重物。个人物品、电话、电视和日常用品都应放在手可触及的地方。

适量的运动有利于刺激循环、呼吸、消化系统和肌肉的功能。运动还可以防止腿部静脉瘤。许多老人乐意参与一些运动活动，如跳舞、走路、游泳等。如果有的人出现严重的心脏系统的变化，医生可能会指定或限制他的一些活动。

（五）呼吸系统

呼吸系统的肌肉变得无力，肺组织变得缺乏弹性和僵硬。通常当休息时，肺的改变不明显，但只要一运动，人就感到呼吸困难。老人可能无力去咳嗽并清除在呼吸道中的痰，此时就可能会造成呼吸系统的感染和疾病，这直接危及老人的生命安全。

要提升正常呼吸的水平。较重的被子或毯子不要盖在老人的胸部；对于卧床的老人进行身体翻转、改变位置和深呼吸等，可以预防呼吸系统的并发症。要尽可能地鼓励半平躺的姿势。

（六）消化系统

老年人有一些改变出现在消化系统中。老人的唾液腺产生的唾液减少，这样会造成吞咽的困难；味觉和嗅觉变得迟钝，从而使食欲降低；人体的消化液的分泌减少，因此很难消化油炸或高脂肪的食物。牙的脱落和不适合的假牙都会影响咀嚼，这就造成消化的问题，对较难以咀嚼的食物就会回避，像肉类等高蛋白质食物；胃和肠的蠕动也会减少，因此，胃和大肠就会较慢地清空。正是由于肠胃蠕动减少，老年人肠胃胀气和便秘的问题非常普遍。

要避免食用干的、油炸的和高脂的食物，这样有利于吞咽和消化。好的口腔卫生和假牙的护理，都有益于提升味觉的能力。有些人既没有真牙也没有假牙，这样就要给予纯自然的食物，通常高纤维的食物如杏、芹菜或带皮、带籽的水果和蔬菜要避免；尽管高纤维的食物能预防便秘的问题，但是高纤维的食物一般比较难以咀嚼，而且容易对小肠产生刺激。一般是向有咀嚼问题或便秘问题的客户提供松软的食物，这些食物包括全麦的粥和煮了的水果和蔬菜。

老年人需要一个特有的膳食计划。老人卡路里的摄入量要低于年轻人，能量和活动水平也比较低。他们需要较多饮水去帮助咀嚼、吞咽、消化，以及满足肾功能的要求。老年人需要一些防止便秘和骨骼变化的食物。高蛋白质的食物有利于身体组织的生长和复原，但有些老人因身体的原因，不能吃太多的高蛋白质食物。另外，一般来讲，高蛋白质食物的成本都是比较高的。

（七）泌尿系统

随着年龄的增长，肾的功能逐渐减弱，肾脏的供血逐渐减少，肾也会萎缩。这样，清除身体中废物的效能就会减低，有毒的物质就易于在血液中生长，并造成严重的健康问题。老人的排尿量较少、排尿时间较为集中，这与肾功能的降低和没有大量饮水有关。

膀胱的肌肉变得无力，尺寸变小；膀胱只能容下较少的尿。因此，尿频或尿急的问题就会出现。许多老人每夜必须排好几次尿，小便失禁也会出现。

在男性中，由于前列腺增大对尿道的压力，排尿困难和尿频是常见的问题。

老年人泌尿系统非常容易感染，因此，适当饮水很有必要，饮水的摄取包括水、果汁和牛奶。老人在饮料上的选择对健康非常重要。大部分饮水的摄取应该在晚上 5 点之前，这样可以减少老人夜间小便的频率。对于小便失禁的老人，膀胱训练很有必要，有时需要内置的导尿管。

老年人的身体变化及其功能影响见表 4-1。

表 4-1　人进入老年的身体变化及其功能影响

系统	变化	系统	变化
表皮	皮肤缺乏弹性		健忘
	皮肤失去力量		反应迟钝
	手腕和手出现黄斑		糊涂
	较少的神经末梢		发昏
	较少的血管		睡眠特点改变
	失去脂肪组织层	心脏	心脏跳动无力
	皮肤薄而松弛		动脉血管狭窄而缺乏弹性
	皮肤皲裂而易受伤		对于狭窄的动脉血管供血不足
	皮肤出现皱纹		心脏必须费力地将血液供到狭窄的血管里
	油和汗腺的分泌减少		
	皮肤干燥而瘙痒	呼吸	呼吸系统的肌肉无力
	对冷的敏感度增加		肺组织缺乏弹性
	对热的敏感度下降		呼吸困难
	指甲厚而坚硬		咳嗽的力量减少
	灰白头发	消化	唾液产生量减少
	脱发和头发稀松		下咽困难
	有些妇女脸部生长毛发		食欲降低
	干燥头发		消化液的分泌减少
肌肉	肌肉萎缩		困难地消化油炸和多脂的食物
	力量降低		消化不良
	骨头变得脆而易断裂		牙齿脱落
	关节僵硬并疼痛		肠胃蠕动减少造成胀气和便秘
	身高逐渐降低	泌尿	肾供血不足
	行动减少		肾萎缩
神经	视力和听力的减退		肾功能降低
	味觉和嗅觉的减退		有毒的物质可以在血液生长
	触觉感应降低		排尿集中
	对疼的感觉降低		尿频和尿急
	大脑的供血减少		小便失禁
	大脑细胞逐渐丧失		在晚上多次小便
	短的记忆力		

（八）生活品质

健康护理单位必须体现出对客户的尊严、自我价值、身体、心理和精神健康高度重视。保护客户的权利就是提升客户生活品质的方法。客户个人的选择、隐私性、参与集体活动、拥有个人物品和无身体限制等都体现出对于客户的尊重。礼貌对待客户，提供好的、真诚的和体贴的护理，都可以提升客户的生活品质。以下列出对于提升客户尊严和隐私性的一些行为。

四、提升客户尊严和保护客户隐私的行为

1. 礼貌大方地与客户互动。具体应做到以下几方面：

（1）使用适当的语调。

（2）与客户互动时，要使用友善的目光接触。

（3）站立或坐着时，要保持适当的距离。

（4）使用适当的名字和称呼。

（5）在与客户互动前，要首先引起客户的注意。

（6）如果客户同意，可以使用接触的交往方式。

（7）要尊重客户的社会地位，当客户与自己讲话时要表示有兴趣地听。

（8）不要训斥、责骂或使客户感到尴尬。

2. 礼貌大方地护理客户。具体应做到以下几方面：

（1）梳理头发和胡须以及指甲等，都应符合客户的个人喜好。

（2）帮助客户穿戴他们喜好的衣物。

（3）在餐厅，要尽可能发挥客户的独立能力，使其更有尊严。

（4）尊重客户的隐私和个人物品。

（5）在不干扰客户独立性的情况下，支持客户多行走。

（6）在不干扰客户独立性的情况下，支持客户注意洗浴和个人卫生：

①整洁的外表。

②整洁的胡须。

③整洁的指甲。

④适当使用假牙、助听器、眼镜和其他物品。

⑤衣服整洁合体。

⑥鞋子和袜子穿着适当，如果有必要，要添加衣服以利于保暖。

3. 保护客户的隐私和尊重客户的自我决定。

（1）进行护理时，要将客户的身体加以遮盖，防止客户身体暴露，避免客户尴尬。

（2）进行护理时，要将房门关上。

（3）进入客户房间前要敲门，并等待回复。

（4）客户使用卫生间时要关上门。

（5）当客户不便实施护理程序时，要尊重客户的选择。

4. 维护个人的选择和独立性。

（1）客户在指定的区域可以吸烟。

（2）客户可按其兴趣参与有关活动。

（3）客户可以参与活动和护理计划。

（4）可以将客户的独特喜好以及特有的习惯纳入护理计划的考量中。

（5）客户可以参与房间和室友的安排。

第二节　理解客户

客户是居家护理服务最重要的成员。年龄、宗教、文化、国籍、教育、职业和生活方式等因素构成了每个人的特性。每个人都应被视为具有价值的人，每个人都是重要的和特别的。护理服务人员必须将每个人视为有思维、行为和可以做出决定的人。每个人都有需求、喜怒哀乐和权利。本节着重于介绍如何理解居家护理服务或帮助的老龄客户。

人都是有生活、工作、兴趣和需要爱情的。当人患病或伤残时，别人帮他或为他做事情时，要提醒或告诉他去吃饭、洗澡、上厕所、坐在椅子上、走路等，这样被帮助的人很容易忘了他们曾经做这些事情时是不需要他人帮助的。难怪客户总是抱怨：自己是被看作一件东西，而不是一个人。

客户通常感到身体疾病等问题的威胁。大多数客户都有不同的身体疾病，然而，要想提供好的护理，护理服务人员必须意识到整体的人的概念。整体的人由身体、社会、心理和精神等部分组成，每个部分组成在一起，不能彼此独立；每个部分之间又互有关联和依存。比如，作为社会活动，人与人进行交流，身体、大脑、嘴、舌头、嘴唇和喉咙等一起为说话而发生作用。交流是个高心理水平的活动，它涉及思维和推理能力。只考虑到客户的身体部分，那就忽略了人的思维、做出决定和与他人交往的能力，也忽略了人的经历、快乐、忧伤和需求。

所以，要理解所关照的客户的问题不是由于他们自己，而是因为疾病造成的，要视客户为一个真正的人，而不是一件东西；他们有思维、喜怒哀乐和基本的需求。

一、基本需求

需求是为维持生活和精神健康所必须的和渴望的东西。按照著名心理学家马斯洛的理论，人的生存和身体功能的基本需求必须要给予满足。这些基本需求按照重要次序排序，较低水平的需求要在较高水平需求之前给予满足。这些需求从最低到最高层次排列，分别是：

- 身体的需求。
- 安全的需求。
- 爱与归属感的需求。
- 自我尊重的需求。
- 自我实现的需求。

人们正常时能满足他们每日自己的需求。当他们不能获得满足时，通常是由于疾病或受伤。当他们生病时，他们通常就要寻求健康护理。

（一）身体需求

氧、食物、水、排泄、休息和庇护等都是生活所需要的。这些需求对于生存是最重要的。它们必须要在较高的需求满足之前给予满足。一个人在无氧状态时，几分钟内就会死亡；没有水和食物，人就会感到虚弱，可能在几个小时内就会得病。肾脏和肠的功能必须要正常，否则，有毒的水分就会产生在血液之中，从而就会造成人的死亡；如果一个人没有好的休息和睡眠，人就会感到疲倦。

（二）安全的需求

安全的需求是给予人在伤害、危险和害怕方面的保护。许多人害怕健康护理。有些程序涉及使人害怕的设备或工具，这些程序可能要求某些设备或工具进入身体中，这样会造成疼痛或不舒服。如果客户了解程序的内容和目的，他们就会感到较为安全。所以就算是简单的床上洗浴，也应该让他们知道：

1. 为什么要做这个程序？
2. 谁将执行这个程序？

3. 它将如果操作？

4. 将会产生什么的感觉。

（三）爱和归属感的需求

爱和归属感的需求与爱、亲近、影响、归属和对他人有意义的关系相关。许多事例表明，缺乏爱和归属感，会造成客户很慢地痊愈，甚至死亡。这些事例特别地反映在儿童和老人身上。爱和归属感可以通过家庭、朋友和健康工作者给予满足。

（四）自我尊重的需求

尊重表示着价值或者某人所拥有的建议。自我尊重表示为自我的重视和被他人的重视。当人生病或受伤时，就缺乏自我的尊重。尊重既包括对成就或自我价值的个人感受和认可，也包括他人对自己的认可与尊重。当一个人得病或受伤时，这种尊重就在不同程度上产生缺失。考虑一下下列内容：

1. 当一个父亲由于疾病而不能行走和不能支持家庭时，他会怎么想？

2. 当一个女人因病切除乳房，这个女人会认为她的身体完整和美丽吗？

3. 当一个人使用一条腿行走路时，他会感到完美而有魅力吗？

（五）自我实现的需求

自我实现可表示为人的潜能的实现，它涉及对人的能力限制的学习、理解和突破的渴望，这是最高的需求。应该说很少有人能完全达到他们的自我实现。大多数人都在不断地学习和了解更多的东西。尽管自我实现的需求和渴望不能完全满足或拖延满足，但人的生活将继续延续下去。例如，某人一直梦想自己成为医生，他始终为这目标而努力，但对这个目标的努力、希望和追求不影响这个人现有的生活。

二、文化和宗教信仰

文化是指一群人的特性，表现在他们的语言、价值、信仰、习惯、喜好、不喜好和习俗上，其中有些是一代一代相传下来的。客户的文化影响他们的信仰和行为，也影响客户在患病期间的行为。

宗教是关于精神的信仰、需要和习惯。和文化一样，一个人的信仰常会影响其生活习惯。宗教有许多与每日的生活习惯、行为、与他人的关系、饮食、礼拜的时间、出生和出生控制、药物和死亡等相关的信仰和习惯。

护理进程反映出了对客户文化和宗教的理解与尊重。护理计划也应顾及客户的文化和宗教习惯。护理服务人员必须显示出对于客户的文化和宗教的尊重和接受。当接触那些有不同文化和宗教信仰的客户时，要花些时间学习客户的信仰和习俗，这样可以更好地理解客户，并给予客户更好的护理。

三、得病

人们不能在健康和疾病中做出选择。疾病和受伤除了对身体的影响外，还会有一些心理和社会的影响。

通常的活动，如工作、上学、准备膳食、清理房间和参与体育活动等，也许对于一些人来说，他们会感到似乎很困难和不可能实现。每日的活动给人们带来满足、快乐，同时还能与他人交往。当人们不能做这些事时，大多数人会感到沮丧和生气。如果别人必须替客户做每日的活动，这种感觉会更加强烈。

病人多有害怕和焦虑，他们害怕死亡、残疾、慢性疾病身体功能的丧失。有的客户愿意解释为什么他们害怕，而有些客户则担心他人的耻笑而将这种感觉保留在心中。例如，一个客户摔断了腿，他也许就害怕以后不能行走。这些担心和焦虑是正常的和可以理解的，护理服务人员需要了解人们是如何被疾病所影响的，要设想如果自己也患有与护理的客户同样的疾病或问题时，自己将会有何种感受和反应。

四、客户的权利

当客户要求知道更多的有关他们困难、问题和治疗的信息时，客户的权利就表现出来了；他们一般要求较好的护理、较低的费用和更多参与治疗的决定。客户不希望处于无助状态，希望在无任何疑问的情况下接受医生的指令。所以，必须正视客户的合法权利，尊重客户的权利。任何无视或忽视客户合法权利的行为、举止，至少都是违背护理服务人员的职业道德的，更别说有可能引起法律纠纷了。

（一）有权受到尊重和体谅

1. 应将客户作为人来对待，并获使之获得良好的照顾。

2. 计划和提供护理时，要考虑客户个人的价值、信仰、文化习俗和个性。

（二）获得信息的权利

1. 来自医生的有关诊断、治疗信息的内容，应能使客户理解。

2. 不熟悉的医药术语要避免。

3. 如果不便让客户知道，要通知客户最亲近的亲戚或法律代理人相关关诊断和治疗的信息。

（三）确认同意的权益

1. 确保客户将收到有关治疗和程序的信息和解释。

2. 医生需提供有关治疗的目的、风险、选择性和可能恢复的时间等信息。

3. 客户将被告之谁将执行有关的治疗或程序。

（四）拒绝治疗的权利

1. 客户可以拒绝治疗。

2. 客户不必要必须同意每个医生建议的治疗或程序。

3. 如果客户拒绝治疗，医生必须告知客户由此可导致的对于生活和健康的危害性。

（五）隐私权

1. 客户的身体、医疗记录、护理和个人的事务都要确保其隐私性。

2. 隐私权在客户去世后仍应受到保护。

（六）私密性的权利

1. 以智慧而仔细的方式在同事中分享客户有关信息。

2. 所有健康护理工作人员都要意识到客户的信息涉及客户私密性内容。

（七）接受医院服务时的权利

1. 客户有权要求医院向自己提供所希望的服务。

2. 在客户被紧急处置之后，客户也许会转到其他设备较好的护理单位去解决他们的问题和需求。

3. 客户若转院应被告知原因和其他的选择。

（八）有权知道有关医院与其他健康医疗单位的关系

1. 客户应被告知所在健康医疗单位与其他学校或健康医疗机构的关系。

2. 客户有权知道这些关系和所有参与与他/她的护理有关人员和学生的名字。

（九）有权知道有关的研究和人类实验

1. 确保客户收到有关研究的信息和解释，以便决定是否参与。

2. 在进行人类实验或研究之前，必须征得客户的同意。

3. 客户有权拒绝参与。

（十）继续护理/治疗的权利

1. 客户出院时，应被告知后续所需的护理和治疗。

2. 客户应得到一份书面的有关看医生的时间、地点的信息。

（十一）客户账单的权利

1. 客户有权检查账单和要求提供对于账单内容的解释。

2. 客户有权保留账单，尽管账单所例费用有可能已被保险公司或政府支付了。

（十二）有权了解健康医疗单位的规定和制度

1. 客户应被告知在向客户实施护理治疗过程中所执行的有关规定和制度。

2. 应向客户和客户家人提供有关解释规定和制度的小册子。

生活品质涉及较多、较为复杂层面的内容，它大致包括客户在身体、精神和心理等方面是否舒适的感觉。依据马斯洛的需求理论，居家老人护理服务应该尽可能地满足客户健康护理和生活品质方面的不同需求。在老人护理领域中，向客户提供专业的老人护理服务，可能要面对这样一个不可回避的问题，即如何处理好老人护理服务与提升老人生活品质的平衡，这是对老人护理服务整体的一个挑战。总体讲，人们对于专业护理服务

（包括医疗介入护理手段）在客户身体方面的积极影响比较容易认知和理解，而对于专业护理服务对客户生活品质的积极影响就可能产生认知和理解的较大差异，这主要是由于人的生活品质是由多方面的因素考量和认定的。例如，人的教育、文化、宗教、信仰的不同，人的生活经历、对于生活和人生的看法、价值观等的不同，都会使人对生活品质做出不同的定义。因此，居家老人护理服务追求的目标就应该是：保持和提升客户身体和精神的健康水平，尽可能满足客户在身体、精神和心理方面的各种需求。

第五章
居家老人护理评估与计划

居家老人护理服务的整体过程被称为护理进程，这是老人护理领域普遍认可的专业进程。护理进程实际上就是以护理目标为导向的护理服务的工作框架。护理进程的概念最早是在20世纪50年代末产生的，最初涉及四个阶段，后来加入了诊断部分的内容。所以，护理进程的五个阶段分别是：评估——什么样信息需要收集；诊断——定义问题是什么；计划——如何管理问题、设定目标；实施——将计划付诸具体的护理之中；评价——判断计划是否有效、可行。

如果一个老人要接受居家老人护理服务，居家老人护理机构首先要对老人的身体、精神、社会需求以及财务状况进行评估，以确认老人的身体和精神方面的问题，然后制订相应的护理计划。居家护理团队将严格依照护理计划的目标和指引进行护理工作。最后，要对护理计划的实施效果进行评价，通过评价来发现护理服务需要提升的内容以及护理计划可能需要修改的方面；特别是在老人可能出现新的健康问题或目前的健康问题日益恶化等情况下，通过对护理服务的评价，可能要重新修正或更新护理计划。一般来讲，进行一个新的护理项目服务，就表示一个新的护理进程的开始。居家老人护理进程是个不断持续的工作过程，护理团队不间断地对护理进程进行检查、反省，有利于整体护理质量的提升和护理服务风险的降低，具体包括以下几个过程：

居家护理进程是个周期性和持续性的过程。一个问题的解决就表示一个护理进程的结束。

护理进程所涉及的每个问题都可能会涉及我们每个家庭、每个人以及每个社区。护理进程的特点表现在以下几方面：

- 以客户为中心，以目标为导向。
- 循环和动态。
- 全面考虑客户身体、精神、社会需求。
- 人际的互动和协作。
- 专业而系统。
- 普遍适用性。

在护理计划的实施过程中，人们往往会把"介入"放入其中，意思就是将新的政策、思维、方法、手段、程序等加入到原有的机制中，这种机制有可能是原有的生活方式、护理手段和方法、理念和思维等；通过在原有机制中加入新的元素，进而使机制达到更好的预期结果，这个加入新元素的过程就是介入，英文叫作"Intervention"。在一个居家老人护理机构中，护理团队在完成客户的评估、诊断和计划阶段之后，根据护理计划中的护理目标，将机构内标准的医疗、护理、康复手段和程序介入客户具体的健康问题上。介入就是计划实施的过程。但从护理层面看，介入的表达可能反映得更加具体和准确。例如，客户产生便秘的问题，这时的介入措施可能是：增加客户的水的摄取，调整食物结构，采用灌肠或栓剂的方式通便等。介入手段在居家老人医疗护理中是比较广泛使用的。

第一节　居家老人护理评估

居家老人护理评估是居家老人护理服务进程的第一步，它是制订有效的护理服务计划的前提和基础。

一、居家老人护理评估的目的和手段

（一）居家老人护理评估目的

1. 居家老人护理服务的供应商进行客户评估的第一个目的就是确定这个客户是不是自己的客户。在这里，一定要确认以下四个问题：

（1）确认客户的护理级别是否属于服务商可提供的服务范围。

（2）根据目前拥有的资源，服务商是否能够向客户提供符合服务标准的服务？

（3）客户条件是否符合居家护理服务的要求？（客观的生活及护理条件、客户的财务条件、家庭成员条件等）

（4）客户是否认同服务商的价值、政策、规定以及服务理念？

2. 居家老人护理服务评估的第二个目的就是确认客户的护理级别，从而可以制订有效的护理计划，确定客户的医疗、护理和支持的方向。

有效的居家老人护理评估，为服务团队提供了实施护理计划并提供了良好的交流。

（二）居家老人护理评估手段

居家老人护理服务评估的手段主要包括以下几种。

1. 与客户面谈。

2. 身体检查。

3. 健康历史资料分析。

4. 询问家族病史。

5. 诊断资料。

6. 观察。

另外，在一些评估中，可以运用现成的医疗评估工具，包括残疾程度评估、中风评估、精神疾病评估等工具。

二、居家老人护理评估的主要内容

居家老人护理服务的内容、性质不同，决定了客户服务评估的内容不同，一般来讲，居家老人护理服务主要涉及三个方面：一般生活性服务、老人健康护理服务（非医疗性护理）和老人医疗护理服务。这三个服务层次涉及的具体服务内容有很大差别，所以服务评估也同样存在很大差别。

居家老人医疗护理服务一般是由专业的医疗护理团队来实施的，所以，居家老人医疗护理评估一般是由医疗护理经理或主管或注册护士来完成的；而老人健康护理服务一般是由护士主导，护理人员具体实施，因此评估主要由护士或健康护理主管来完成；一般生活性服务评估则一般由服务主管来实施。居家老人医疗护理可能会涉及医疗诊治、医疗护理、理疗与康复等方面，所以参与评估的人员还有可能包括医生、康复师、理疗师、社会工作者等。

居家老人护理服务的评估内容因服务商的服务范围以及相应的客户不同而有所不同。服务商有的只经营一般性生活支持服务，有的只经营健康护理服务，有的只做医疗护理服务，还有的服务商会同时提供两种或多种形式的居家老人护理服务。总体来讲，居家老人医疗护理的评估范围和内容更为专业；居家老人健康护理涉及的评估范围和内容更为广泛，它往往涵盖了部分一般性生活支持服务的内容。

居家老人护理服务评估主要包括：客户身份、客户健康历史、客户日常生活活动（ADL）、客户工具性日常活动（IADL）、身体功能、居家环境、客户家庭与财务等方面的评估。

客户日常生活活动（ADL）是与人的生存直接相关的日常活动，例如进食、穿衣、个人卫生、睡眠、排泄、行走等活动。日常生活活动的能力对于工具性日常生活活动有着直接的影响。日常生活活动体现的是人生存层面的能力。

客户工具性日常生活活动（IADL）是与周围环境互动的活动，例如购物、参与社会活动、日常生活安排管理、交流等。它反映了人较高层次的生活能力，是一种人的生活品质层面的需求和能力。

身体功能的评估反映了客户过去和现在身体器官、神经系统、心理、精神等方面的健康程度。

（一）基本性评估

1. 基本的身份信息。

（1）年龄、性别、种族、婚姻状况、子女及年龄。

（2）宗教信仰。

（3）职业。

（4）健康保险。

（5）居住身份。

（6）其他信息。

2. 过去的历史。

（1）总体健康的表述。

（2）某些疾病的发病或出现的用药状况和时间。

（3）手术或手术的信息。

（4）医疗或受伤原因、就诊或入住医院的信息。

（5）免疫接种信息。

（6）从军或旅游的信息。

（7）儿时出现的疾病和时间。

（8）精神疾病以及治疗信息。

（9）通常使用的健康护理形式以及具体内容。

（10）通常使用的个人康复或支持。

（11）生活方式的模式以及个人在睡眠、营养、水分摄取、排泄、活动、性生活、个人卫生等方面的习惯。

3. 药物治疗。

（1）氧气使用。

（2）消遣性药物的使用。

（3）非处方药（OTC）。种类及名字、频繁度、剂量、服药时间长度、副作用、预期药效，目前服药效果等。

（4）处方药。名字、剂量、频繁度、服用周期、服药时间长度、副作用、预期药效、目前服药效果等。

（5）过敏信息。

（6）潜在的毒性。

（7）对于安全和管理的支持。

（8）客户随着年龄不同而在吸收及排泄方面的不同反应。

（9）治疗产生的负面反应。

4. 目前健康信息。

（1）主要的抱怨（尽可能用客户自己的话）。

（2）目前已经出现以及正在发展的问题是什么？在哪里出现？出现什么状况？

（3）出现问题的表象及征兆、位置、严重程度、时间、频繁程度、在健康方面的改变及影响、疾病对于客户的影响等。

（4）加重或缓解病情的因素。

（5）客户对于疾病、治疗程序以及依照计划的理疗的认知。

（6）对于因慢性疾病而可能造成的功能失调的认知。

（7）住院期间的化验及诊断测试信息。

（8）出院之前的医疗信息。

（9）居家时的状态。

5. 心理健康历史。

（1）烟酒的消耗量、频繁度以及种类。

（2）外在仪表。

（3）生活的安排、与职业和收入相关的重要的人和联系。

（4）接受教育信息。

（5）娱乐及兴趣。

（6）朋友圈、参与社会或社区活动等。

（7）紧急情况联系方式。

6. 家庭健康历史。

（1）家庭成员包括父母、配偶、子女、兄弟姊妹等的健康状况，包括死者的死亡原因和年龄。

（2）祖父母以及相关血缘关系人的健康状况。

（3）家庭成员的家庭角色和责任以及是否在外面工作。

（4）家庭成员关系的亲近程度。

（5）家庭成员或亲戚出现虐待以及忽视的信息。

（6）婚姻关系。

（7）家庭成员心脑血管疾病、糖尿病、癌症以及其他基本的历史信息。

（8）家庭对于在家照顾客户的适应性。

7. 身体功能系统的观察。

（1）肺功能系统。慢性阻塞性肺疾病（COPD）；肺炎；上呼吸道感染；流感；咽喉感染；喉咙、胸部或胸部疼痛；鼻塞或流鼻涕；鼻衄；咯血；咳嗽并带痰；呼吸困难；喘息；异常呼吸声。

（2）心血管系统。胸疼；胳臂、喉咙或下颚疼痛；浮肿；呼吸困难；心慌，高血压，静脉炎；四肢血流不畅；心脏疾病；跛行；感觉异常。

（3）神经系统。头疼；昏厥；抽搐；震颤；头晕；麻痹；感知能力的改变（触觉、嗅觉、味觉、视觉、听觉）；心理状态的改变；眼镜以及助听器的使用；行走姿态的改变；睡眠及休息习惯的改变；说话状态的改变等。

（4）肠胃系统。肝炎；憩室炎；胆结石，消化性溃疡，结肠炎；造口术；肝硬化；腹痛，恶心，呕吐；腹泻；便秘；痔疮，消化不良；吞咽；厌食；过度排气；打嗝；大便颜色、稠度或频率的变化；咀嚼发生问题；假牙；24 小时膳食摄入量；特殊的饮食。

（5）内分泌系统。糖尿病；甲状腺问题；口渴；食欲强；热或冷的耐受性差；库欣综合征（Cushing's Syndrome）。

（6）血液系统。贫血；皮肤出血，瘀斑，瘀点；既往输血；身体任何部位出血；无力；皮肤苍白；盗汗。

（7）骨骼系统。骨折；关节炎，骨质疏松症；疼痛或关节僵硬；关节的红肿；运动有限范围（ROM）；疲劳；虚弱；肌肉疼痛；辅助装置；完成日常生活活动能力。

（8）泌尿系统。排尿困难，尿失禁，尿急，保留，血尿，结石，尿路感染，肾小球肾炎，前列腺肥大，慢性肾功能衰竭；24小时的液体摄入量/排泄量。

（9）表皮系统。皮疹；瘙痒；表皮病变；皮肤、指甲或头发改变，皮肤干燥；油性皮肤。

（10）生殖系统。阴茎或外阴皮疹或过敏；阴茎或外阴出现病变；阴道感染；性传播疾病。

（11）精神系统。抑郁，紧张，长期焦虑或担心；情绪波动，自我观念降低；压力反应；自杀的念头；幻觉，妄想，偏执表现。

（二）功能评估

1. 总体。

（1）居家身份，完全的卧床休息，活动的限制。

（2）在日常生活活动中独立或非独立的自我照顾能力以及对限制的适应能力。

（3）残障程度。

（4）是否有假肢。

（5）目前的康复治疗或理疗。

2. 梳理和洗浴。

（1）清洗身体的能力（淋浴、盆浴、擦洗等）。

（2）使用洗浴辅助用具。

（3）梳理、口腔清洗的能力，是否使用辅助用具。

（4）剃须或化妆的能力，是否使用辅助用具。

3. 穿/脱衣服。

（1）容易穿/脱衣服的款式（套头、对襟、拉链、系扣、腰带、松紧带等）。

（2）穿/脱衣服的能力。

（3）穿/脱衣服使用的辅助器具（穿衣环、鞋拔子等）。

4. 如厕。

（1）使用卫生间坐便器、便池、便盆等的能力。

（2）使用如厕辅助用具（墙上的安全扶手、高位坐便垫圈、坐便器安全扶手等）。

5. 进食。

（1）自我进食的能力，部分或完全需要支持；自我准备膳食的能力。

（2）需要使用辅助工具进食（特制的餐具或餐桌椅等）。

（3）需要特制用具摄取饮品或水分。

6. 行走。

（1）行走、坐、躺、站的能力，需要支持的程度。

（2）需要使用行走或移动的辅助支持用具（手杖、助步器、轮椅、助行车、提升座椅、机器提升装置、手动或电动护理床等）。

（3）能否有稳定的平衡？能否持续行走或站立 15 分钟？是否经常摔倒？等等。

7. 交流。

（1）是否能够使用电话。

（2）是否能够清楚地表达自我的需求。

（3）说话是否清楚。

（4）说话的逻辑是否清楚。

（5）是否需要助听器或戴眼镜。

（6）是否需要他人释义。

8. 认知与个人生活管理评估。

（1）是否能够合适地穿衣。

（2）是否能够自我管理财务事宜（居家日常账单的支付等）。

（3）是否可以保持居家以及自我的整洁。

（4）是否清楚食物的清洁、餐饮的健康及安全制作、食物的安全储藏（特别清楚过期或变质食物的认定）。

（5）是否能够自我管理药物。

（6）是否能够使用体温表、血压计、血糖仪等。

（7）当出现紧急情况或需要他人帮助时，是否清楚如何获得帮助或支持。

（8）是否能够读懂产品说明和注意事项。

（9）是否清楚自己在做什么。

（10）是否清楚方位。

（11）记忆是否有问题。

（12）是否有不良习惯（吸烟、嗜酒、药物依赖等）。

（三）环境评估

居家老人护理服务较为特别的是环境评估。与老人护理机构不同，老人居家生活的环境可能会因人而异、因地而异。居家几乎不可能像老人护理机构那样拥有标准统一的生活及护理环境。而在目前中国大部分城市中，居家建筑的设计基本上还未充分考虑到老人护理服务的因素，因此，居家护理的服务商在进行客户服务评估时要充分地考虑和理解客户所居住的内部和外部环境。从而可以在以后的护理计划中，更加充分地考量客户的护理服务安全性和服务的可实施性等客观因素。

客户环境的评估主要涉及以下一些方面：

1. 内外部环境安全性（包括内外部环境的安全性、居住生活与护理的安全性等）。

2. 客户可以自由出入居所。

3. 居室的生活与护理空间。

4. 涉及客户摔倒、中毒、触电、烧伤、烫伤的安全要素。

5. 房间的舒适度（温度、湿度、噪声、采光、内部布置等）。

居家环境评估要根据服务要求和标准，对客户生活和护理服务的环境进行评价。由于客户居家环境各有差异，有些居家的生活和护理环境是无法改变的，如房屋的结构、外部的环境等，而有些环境则可以通过改造或更新来提升客户居家的安全和舒适度。为此，在进行居家环境评估时，要列明居家环境中需要和可能进行改造和更新的方面和要素。例如，地面要更新防滑的地板，对多余的家具进行清理，提升室内的通风和照明，增添安全扶手，等等。同时，将准备进行改进和更新的内容列入之后要实施的护理服务计划之中，以便对这些改进和更新的效果进行评价。

（四）家庭评估

1. 家庭过去与现在的健康历史信息。

（1）家庭成员慢性疾病的现有以及历史信息。

（2）家庭成员药物使用信息。

（3）客户配偶的健康状况。

2. 过去与现在心理疾病的历史信息。

（1）情绪与精神状态：

①客户的需求造成的家庭生活的改变。

②对于客户的关照或护理的希望。

③照顾客户的家庭成员像是护理人员。

④家庭对于疾病或残疾的态度。

⑤家庭成员赡养或支持能力。

⑥客户家庭期望的护理目标以及解决问题的能力。

⑦家庭中的决策人是谁？

⑧家庭中造成问题的压力点在哪？家庭对此的处理能力如何？

⑨客户与家庭成员的关系。

⑩家庭成员中的争执、分居和离异。

（2）精神疾病：

①家庭中的焦虑情绪。

②家庭成员的抑郁状态。

③家庭成员的行为不端。

④家庭整体存在的精神问题。

⑤家庭所表现出的酗酒、家庭暴力、自杀倾向以及服用药物或毒品的问题。

（3）宗教、信仰、文化影响：

①宗教信仰。

②有关健康、疾病、护理的观念。

③家庭总体的价值和道德的认知。

（五）财务管理评估

1. 客户财务收入支出的自我管理。

2. 退休后的收入以及支出状况。

3. 社会医疗、健康、人寿保险的状况。

4. 家庭成员给予客户护理的财务支持状况。

5. 日常从家庭成员以外获得的各类支持的组织（社区、非营利性组织、社会团体、个人、营利性公司或机构等）。

（六）居家护理设备以及材料资源的评估

1. 客户进行疾病诊疗的主要医院或医疗机构。

2. 客户主要的专科医生。

3. 客户获得药物以及营养品的渠道或机构。

4. 客户居家接受医疗诊治的机构或组织。

5. 客户居家护理设备以及材料的供应商。

居家老人护理服务评估在整体的护理服务进程中起着非常重要的作用。任何首次接受居家老人护理服务的客户，都必须进行总体的评估，之后居家护理服务才能提供实际的服务。评估的工作并不是一次性的。它会随着护理计划的改变而改变。当客户出现新的健康问题或需要进一步的护理服务时，就需要对客户相应的问题进行评估，并制订相应的护理计划。

居家医疗护理服务评估涉及医疗诊治或医疗介入的评估，它可以借鉴医疗机构广为运用的评估方法和手段。居家医疗护理服务评估一般通过对客户健康历史和现有健康状态信息的了解，同时采用不同类型、方法和手段取得的身体检查资料信息，进而获得对客户现有居家医疗护理服务的评估结果。

目前涉及老人护理服务特别是居家老人护理服务的评估模型还没达到成熟的程度，有一些国家将用于医疗领域的评估方法或模型部分运用到老人护理领域，例如 Iter RAI（HC）[①]。而适合我国老人护理服务评估系统的方法和模式还在探索中。

本节内容可具体参考附表一、附表二。

_____

① Inter RAI（HC）：是一种在欧美及亚洲近 20 国家流行的家庭护理评估系统。评估系统建立于 1994 年，最初是与长期护理机构联系的评估系统，现在发展成为一种以家庭、社区为基础的可靠且人性化的用于老人以及残疾人的评估系统，它特别关注与身体功能和生活品质相关联的评估。

附表一　居家老人护理服务评估工作单

日常生活活动（ADL）评估

活动	独立	部分需要支持	完全需要支持
穿衣			
梳理			
口腔清理			
如厕			
洗浴			
进食			
起床			
从椅子上站起			
行走			

工具性日常生活活动（IADL）评估

活动	独立	部分需要支持	完全需要支持
使用电话			
购买个人日常所需			
交通			
财务管理			
洗衣			
简单居家保洁			
准备膳食			
药物管理			
饲养宠物或花鸟			

身体功能与状态评估

功能与状态	无影响	部分影响	完全影响
听力			
视力			
知觉			
方位感			
思考			
记忆			
判断与决策			
身体的灵巧度			
平衡			
精力			
排泄的控制			
关节炎			
高血压			
心脏病			
糖尿病			
癌症			
帕金森症			
失智症			
肝炎			
身体残疾			
抑郁症状			
精神问题			

附表二　居家客户环境评估清单

客户姓名：	电话：	身份证号码：
法定委托人：	电话：	身份证号码：
住址：		

居家外部环境	是	否	不清楚
寓所公共主门有门禁系统	☐	☐	☐
有电梯使用	☐	☐	☐
楼道有物品堆放	☐	☐	☐
楼道灯泡有损坏	☐	☐	☐
楼道照明好	☐	☐	☐
外面 50 米内有花园	☐	☐	☐
外部通道无障碍	☐	☐	☐
可步行到购物场所	☐	☐	☐
外部是繁忙的交通通道	☐	☐	☐
可步行到社会服务中心	☐	☐	☐
最近的医院在一公里以内	☐	☐	☐
居住住宅便于出入（包括救护车）	☐	☐	☐
居住所在地有物业服务	☐	☐	☐
居家内部环境			
内部狭窄	☐	☐	☐
光线良好	☐	☐	☐
通道畅通	☐	☐	☐
地面摆放物品多	☐	☐	☐
木质地面	☐	☐	☐
地毯	☐	☐	☐
防滑瓷砖地面	☐	☐	☐
室内有台阶	☐	☐	☐
室内配有空调	☐	☐	☐

续表

客户姓名：		电话：	身份证号码：		
法定委托人：		电话：	身份证号码：		
住址：					
	室内感到很冷		☐	☐	☐
	室内感到很热		☐	☐	☐
	室内有异味		☐	☐	☐
	房门都是球形把手		☐	☐	☐
	水龙头是拨片式开关		☐	☐	☐
	床边放置电话		☐	☐	☐
卧室			是	否	不清楚
	客户能够自我上床		☐	☐	☐
	拥有轮椅周转空间		☐	☐	☐
	客户床是电动床		☐	☐	☐
	客户床具有升起的功能		☐	☐	☐
	客户床有护栏		☐	☐	☐
	有床前灯		☐	☐	☐
	照明充足		☐	☐	☐
	电灯开关可伸手触及		☐	☐	☐
	有紧急呼叫系统		☐	☐	☐
	有夜灯		☐	☐	☐
	有手电筒		☐	☐	☐
浴室			是	否	不清楚
	轮椅可以进出自如		☐	☐	☐
	浴室入口处有台阶或过桥		☐	☐	☐
	照明充足		☐	☐	☐
	淋浴 + 浴缸的设计		☐	☐	☐
	淋浴设计		☐	☐	☐
	洗浴处有安全扶手		☐	☐	☐
	坐便器处有安全扶手		☐	☐	☐

客户姓名：		电话：		身份证号码：		
法定委托人：		电话：		身份证号码：		
住址：						

		是	否	不清楚
	坐便器有垫高座圈	☐	☐	☐
	浴室内有座椅	☐	☐	☐
	地面是防滑材质	☐	☐	☐
	能够使用水龙头	☐	☐	☐
	有夜灯	☐	☐	☐
厨房		是	否	不清楚
	操作区域光线明亮	☐	☐	☐
	厨房使用器具、物品容易触及	☐	☐	☐
	炉灶开或关表示明显且容易操作	☐	☐	☐
	炉灶有热感应提示灯	☐	☐	☐
	电器连线以及插座安全放置	☐	☐	☐
	垃圾专门分类放置	☐	☐	☐
	拥有厨具放置空间	☐	☐	☐
	拥有各类物品放置空间	☐	☐	☐
	通风良好	☐	☐	☐
	有烟感器	☐	☐	☐
邻里		是	否	不清楚
	邻里关系良好	☐	☐	☐
	邻里可靠安全	☐	☐	☐
	朋友或亲戚在附近居住	☐	☐	☐
其他		是	否	不清楚
	化学物品有序存放	☐	☐	☐
	客户进食空间充分	☐	☐	☐
	家中有宠物	☐	☐	☐
	有其他家庭与客户同住	☐	☐	☐
	有单身子女同住	☐	☐	☐
	客户配偶身体健康良好	☐	☐	☐
	配偶需要他人照顾	☐	☐	☐

客户姓名：	电话：	身份证号码：	
法定委托人：	电话：	身份证号码：	
住址：			

居室建筑年代：	居住面积：	其中：卧室：　　间	卫生间：　　间
常住人数：	与客户关系：		

特别事项：

客户签字：	评估人姓名：
	评估日期：

第二节　居家老人护理计划

一、护理计划及护理计划制订的目的

（一）护理计划的含义

护理计划是在对客户进行评估后，护理团队针对客户的身体和精神状况以及客户的需求而制订的医疗护理或生活支持服务方案。这是一种以书面形式出现的计划文件，它是居家老人护理服务商向客户提供服务最主要的服务指引和服务目标的文字表述，也是评价护理服务质量的主要依据。护理团队的每个成员都应清楚地理解客户护理计划的内容及其所要达到的目标。

护理计划更加具体地表现为以下三方面。

1. 对于客户而言即清楚服务内容和预期的服务目标。

2. 对于护理团队而言即护理团队工作的指引、服务品质的保证和提升以及资源保障的依据。

3. 对于护理人员而言即具体的工作指引和内容。

（二）制订护理计划的目的

1. 为客户提供个性化的服务指引。它是依据针对每位客户的独特诊断和需求而组织制订的期望目标。

2. 文字性的指引。它明确注明什么观察必须进行、什么护理措置必须要执行、客户或家人的明确需求等。

3. 体现了护理服务的连续性。护理计划是护理人员之间进行沟通和组织行动的手段。

客户的健康状况在变化，护理服务实施的内容和目标也在调整。护理计划可以保证护理团队处在一个统一而畅通的交流环境当中，从而也保证了护理机构内各班次服务的连续性和一致性。

4. 护理计划是护理机构配置护理资源的主要依据。护理计划将注明每日客户护理的时间和所配备护理人员的技能水平，并对护理服务进行大致的量化规划。

5. 护理计划明确了护理介入的类型、定义和护理标准。

6. 护理计划可为客户服务提供法律依据，也可向有关医疗保险部门提供服务报销凭证。另外，客户离开护理机构后，护理计划也可作为之后客户护理的主要参考依据。

在完成评估后的一到两周内，客户的护理计划就应编写完成。护理计划的制订是一个多职能部门参与的过程，参与护理计划制订的人员可能会涉及护理经理、护理单位主管、社工、营养师、康复师等。护理计划的制订还可能涉及对客户所患相关疾病进行治疗的医生。另外，客户的家人以及客户自身参与护理计划的制订，对以后护理计划的实施也会起到一定的促进作用。

二、居家老人护理服务计划的内容

护理计划的制订应该建立在老年人的需求、愿望和期望的基础上，同时还要考虑到客户的财务状况以及现有的整体资源情况。当对客户完成了全面的评估，评估的结果就基本上勾勒出了护理服务的方向，这应该是侧重于满足客户当前支持、护理、治疗的需求以及满足客户最佳居家生活品质水平的平衡。

根据客户的需求，居家老人护理服务计划大致应该包括以下内容：

1. 客户需要什么类型的护理服务？（一般性生活支持、健康护理或医疗护理？）

2. 客户需要的服务项目。

3. 客户需要护理服务的时间的长短。

4. 客户需要护理服务的健康问题。

5. 客户的健康问题需要进行支持、护理、医疗介入以及医疗诊治的内容。

6. 护理计划预计达到的目标。

7. 实施护理服务计划可能需要使用的资源。

护理服务计划的预期目标是根据客户的具体健康状况、客户的需求与期望以及资源状况而设定的。总体上讲，护理服务的目标是要尽最大可能满足客户的需求，保持或提升客户身体和精神健康水平。但是，护理计划的预期目标不一定都是能够提升客户健康水平的，常有的情况是尽可能地维持客户现有的健康水平。对于很多难以治愈或解决的健康问题，护理服务计划预期目标就会是尽可能地保持客户的生活品质，减轻疾病造成的痛苦。所以说，护理服务计划应该是实实在在的工作指引，而不是一纸迎合客户期望的"空头支票"。

护理计划必须反映客户身体、精神、心理和情绪等多方面的需求，每个护理计划都指导着每位客户日常所需达到的护理目标。护理团队在制订护理计划时，首先要列出所有客户的健康问题清单，明确哪些问题可以通过提供医疗、护理、康复等措施实现健康水平的提升，哪些问题可以通过维持现有健康水平以达到最佳护理目标，哪些问题可能会逐步恶化。之后，针对这三种可能出现的情况制订出具体的、可衡量且可实现的护理目标。例如，针对那些只是维持现有健康水平的客户，护理计划要特别注意预防并发症的出现；而对于健康水平逐步恶化的客户，护理计划应更强调提供最佳的舒适度和最好的生活品质，特别要给予精神和心理上的支持。

护理计划确定具体的护理目标，一定是建立在客户日常社会活动（ADL）、工具性日常生活活动（IADL）以及对心理和精神上支持这一主要方向上的；落实在具体的服务中，可能表现在护理治疗（医疗介入）、药物、特别餐饮、健康理疗、参与社会活动、康复护理等方面，它会明确每个护理项目所应完成的目标。护理计划的内容还可能会涉及营养、行走、排泄、生命体征、交流、卫生、精神健康、安全环境、褥疮、社交、睡眠、临终关怀等方面的护理服务。这就是说，护理服务类型不同，居家老人护理服务计划的内容也不同。居家老人医疗服务可能会涉及较多医疗介入服务，护理计划中涉及的护理服务内容或流程以及评价手段都比其他服务复杂，这往往需要一套完整的医疗介入和评价程序。相对居家老人医疗护理，居家老人生活性支持服务则着重于客户日常的生活需求，护理服务计划可能只简单地涉及居家健康保洁、洗衣、食物准备、陪伴、购物等可能出现的生活性支持服务，护理服务计划可能会简单到只出现服务的时间表、服务的小时数等内容。

一个整体的护理计划是由多个护理计划单元组成的。不同疾病的护理就涉及不同的护理计划。对于护理项目的重点科目，如中风、老人失智症等，可以将护理服务划分为一些若干子科目。例如，老人失智症的护理计划可以划分为语言康复计划、认识康复计划、日常护理或支持服务计划；在这些子科目中，可能还会做具体的服务项目的细分。

居家老人护理计划的表格可能会因护理服务类型的不同或护理服务商的不同而有差异，总体来讲，护理计划必须要包括四个基本内容，即护理诊断或问题清单、目标和成果的标准、护理指令以及评估。每一个新的医疗护理的介入都标志着这一新护理计划的开始实施。

每项护理计划的内容一定要具体、详细，特别是医疗介入、实施的护理或支持的具体内容和细节要清晰。例如，便秘客户的护理计划中，护理服务内容可能会具体涉及饮食方面的调整、饮用水的摄入量、运动、减少药物副作用、实施灌肠或使用栓剂药物等具体护理措施的细节。

三、客户参与护理服务计划

客户以及家人是护理团队的成员。客户以及家人可以通过护理计划来了解居家老人护理服务进程，也可以通过护理计划提出问题和疑虑，同时还可以通过护理计划来监督服务的程序、流程以及质量结果。客户以及家人要认真理解护理计划的总体内容，在此基础上，客户以及家人可以初步断定他们所支付的金钱是否可以真正地获得应有和有效的服务。

(一) 护理计划的家庭会议

居家老人护理服务计划制订后，护理服务供应商要召集一个客户的家庭会议，这个会议在哪里召开不重要，重要的要让客户以及主要的家庭成员或法定的代理人与服务的供应方一起来探讨客户的护理计划。不同客户以及家庭的独特性，会使得对于服务的需求有差异。客户方可能会对护理计划存有疑虑或建议，护理服务供应方应当倾听客户的问题，理解他们的疑虑或需求，合理地改进或提升护理计划，从而使护理计划更能满足不同客户的需求。客户对护理计划的确认，是召开"家庭会议"的主要目标。

(二) 护理计划的可操作性

另外，护理服务计划也使客户自己体会到它的实际操作性。这里涉及以下几点：

1. 客户是否选择了正确的护理服务商？不是所有的居家老人护理服务商都能够从事类似居家老人一般性生活支持、健康护理和医疗护理服务。其中涉及居家医疗护理服务的单位，必须要拥有政府专业认证的专业执照。我们社会目前的实际情况是，居家老人护理服务机构70%以上的业务还是居家生活支持和健康护理服务。

2. 客户的需求和期望是否现实和真实？客户可能提供的资源、客户自身的健康水平、客户对于专业知识的认知等，都可能会对护理计划的期望产生误解或差距。

3. 服务与资源配置以及成本是直接联系的。

4. 客户如何判定护理服务计划能够达到自己期望的目标?

一般来讲,客户护理计划应每 60 ~ 90 天,或是当客户的健康出现新的变化时进行检查和调整。在实施护理计划时,要特别注意护理进程中的医疗护理记录及相关文字记录(见图 5 - 1),这些信息将对以后进行整体护理计划之实施效果的评价、检查,以及护理计划的调整起着非常重要的作用。

图 5 - 1　居家客户护理服务计划

客户姓名:＿＿＿＿＿＿＿＿　　　　合同编号:＿＿＿＿＿＿＿＿

起始日期	问题	护理目标	截止日期	介入手段	评价	备注
	主要问题: 表现症状:					

居家老人护理服务评估和计划是居家老人护理进程中非常重要的两个工作阶段，它将为之后护理服务的实施提供最为基本的保障；另外，对于居家老人护理整体的管理、护理服务质量的保证与提升以及风险管理等都提供了最为宝贵的一手信息和参考依据。居家老人护理服务专业性的起点在于评估和计划。

第六章
居家老人护理的安全

　　安全永远是老人护理服务首要关注的问题。根据著名的马斯洛需求层次理论，安全是属于人的初级层次需求，或者说是基本层次需求。人要想获得更高级别的需求，即情感和归属、尊重和自我实现的需求，就必须首先要满足安全这一层次的需求。也就是说，安全是人生活品质的最为基本的保证。

　　安全的管理无论是在居家老人护理环境还是护理单位（机构）护理环境，都是最为重要的事情。

第一节　居家老人护理的安全环境

　　居家老人护理之所以被大多数老人所选择，其中最主要的因素就是舒适。在客户自己的家中，客户可以生活在一个自己熟悉的环境中；涉及生活的各方面需求，在家里似乎都可以得到解决。然而，舒适的居家环境和条件并不意味着是安全的，特别是当居家中有高龄或身体健康有问题的成员居住时。要实施专业的居家老人护理服务，首先保证要有一个安全的生

101

活和护理环境，这也是保证护理服务品质最基本的条件。

　　与老人护理机构相比，居家护理的舒适性可能会优于护理机构很多，但是居家老人护理也有一些固有的问题。例如，居家房屋的内外部设计或布局可能不适合居家护理，内部家具放置以及装饰可能会有安全的隐患；另外，客户的家人或朋友大都不熟悉老人护理的知识，他们难以意识到某些安全隐患。

　　居家老人护理的安全环境是客户在居家环境中获得护理品质和生活品质的最基本的保障。老人护理机构中，由于在机构设计过程中就考虑到了大部分客户的生活和护理需求，所以在舒适性和护理程序实施的有效性方面能够得到充分的发挥空间；而居家护理环境的设计主要以居住为主要目的，所以一些主要的护理因素可能不会在居家环境中出现，这些因素可能包括与残疾人有关的设计、配套的家具、建筑的装饰材料、室内的采光以及其他与安全相关的设计。所以，在进行居家老人护理服务之前，首先要对居家的护理环境进行评估，尽最大可能消除可能出现的安全隐患和危险因素。

一、总体安全的居家环境

　　一般来讲，理想的护理老人的居所应该是平层的房子，没有上下层，除非家庭里有电梯或提升设备，否则不建议在一个跃层的居所里护理老人。另外，比较理想的内部房间布局，应该是从不同的房间里都能够看到老人的居室。

（一）安全部分

为了使老人有安全的居住环境，我们应尽可能地遵循下列规范：

1. 清除那些不必要的家具。

2. 保持一定的室内空间，以便助行器或轮椅的通行。

3. 不要重新改变客户已经习以为常的家具位置。

4. 确认客户常坐的座椅拥有两边的扶手，以便客户起坐。

5. 对于一些带有尖利棱角的家具，要采取保护措施。

6. 对于玻璃隔断、落地玻璃窗或门，要贴上屏蔽或彩色的胶带。

7. 楼梯边缘处要装贴防滑胶带，有必要在靠墙一侧安装扶手。

8. 如有必要，可以安装自动感应的夜灯。

9. 如有可能，在室内安装防火喷淋设施。

10. 厨房有必要配备灭火器。

11. 如有必要，加装监控设施或对讲设施。

12. 给门加装缓关器。

13. 固定或清除那些活动的小块毯子。

14. 电器插座要有安全保护。

15. 室内（包括卧室、走廊、过道、楼梯、厨房、浴室等）的照明充足。

16. 在进入别的房间或区域时，可在入口处触及电开关。

17. 所有的药物、工具、化学或有毒用品等，要归类放置在安全的地方。

18. 将室内球形门把手更换成手柄把手。

19. 卫生间内应该足够至少两个人的活动空间。

20. 家里地面的颜色不要太重以及不要有花样图案。

对于坐轮椅的客户，要在每个生活区域留出一个可以让轮椅周转的空间，浴室的设计最好能够确保轮椅的进出并具有足够的转动空间，屋内要尽可能减少台阶、门槛、过桥的设计。见图 6 - 1 所示。

（二）卫生间

老人摔倒一般 60% 的情况都是发生在卫生间，特别在浴盆内外，所

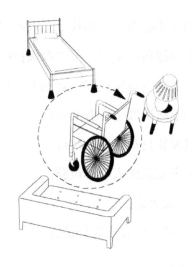

图 6 - 1

以，从安全和卫生的角度考量，不建议使用浴盆洗浴的方式。

1. 拆除卫生间的门锁，见图 6 - 2。

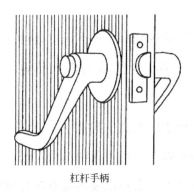

杠杆手柄

图 6 - 2

2. 在浴盆的外边缘安置安全扶手和安全座椅。

3. 在淋雨间和浴盆内放置防滑垫。建议不使用浴盆洗浴。

4. 在浴盆的盆边墙面安装安全扶手（不是毛巾架）。

5. 去除玻璃的淋浴门，可用塑料制品替代。

6. 内部电源拥有断电保护功能。

7. 热水温度控制在 50 摄氏度以下。

8. 使用带红（热水）蓝（冷水）标志的冷热水混合水龙头。

9. 对热水管进行保护措施，防止烫伤。

10. 安装坐便器安全把手，见图 6－3。

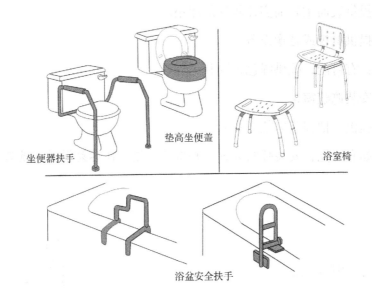

图 6－3

11. 所有的洗浴用品，如毛巾、浴液、洗头液等，都容易触及。

12. 提供垫高马桶座。

13. 室内光线、照明充足。

14. 要使用手柄式水龙头，不用球形水龙头。

15. 如有可能，水池离地面高度为 80 厘米。

16. 如有可能，安装呼叫装置。

（三）卧室

理想的居住空间应该不少于 3 个卧室，一个卧室给老人住，一个给家人住，一个给护理人员住（如需要）。向护理人员提供安全和基本舒适的休息环境，也是护理人员向客户提供护理的基本保证，这个需求必须要给予满足。除此之外，还应该注意以下几点：

1. 在客户房间安装一个监控装置（监控音像或声音）。

2. 将晚上温度控制在 17 摄氏度左右，并保证通风。

3. 提供表面柔软而实体较硬的床垫。

4. 提供电视或音像设备。

5. 如有可能，提供绿色植物和鱼缸等。

6. 安装遮蔽窗帘。

7. 提供一把椅子以便于穿衣。

8. 如有可能，安装呼叫装置，并将开关放置在容易触及的地方。见图 6 - 4。

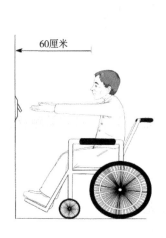
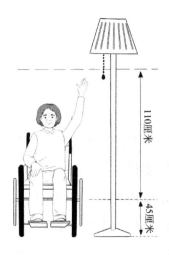

图 6 - 4

9. 在床头放置一个手电筒。

10. 提供床边便桶。

11. 在墙上挂一些亲友的照片。

12. 在床边放置一个坚实的椅子或桌子，以便老人上下床。

13. 床的高度大概 55 厘米，并靠在墙上，同时将床腿的滚轮（如果有）锁住。

14. 如有必要，床两边配置可升降的防护栏。

15. 如有必要，可放置一个床前桌。

（四）电话

电话是老人与外界联系的最重要的工具之一。

1. 安装大拨号字体、大手柄的电话。

2. 电话要有来电闪亮提示装置。

3. 预设一键拨号功能，事前预存一些固定联系或机构的电话号码，特别是紧急情况联络人、急救中心等的电话号码。

4. 使用高科技设备，如电脑监控系统（可采用触摸、语言控制与服务中心联系）、智能语音应答电话或手机。

以上是一个总体的居家护理环境的安全指引，健康状态不同的客户，其健康护理安全指引考虑的重点也有所区别。例如，中风客户的安全考量侧重在身体康复的安全，防止肌肉萎缩、褥疮及健康饮食等；老年痴呆症的客户安全可能更侧重于进行记忆和认知方面的训练时的安全，以及防止客户走失、误食误用等。

第二节　居家老人护理服务的安全指引

作为居家老人护理服务商，在提供护理服务之前，首先要对客户的身体和认知的健康水平进行评估，根据客户的健康水平来评估和改变客户居家的生活和护理环境。一般来讲，厨房和浴室是出现客户安全问题较为主要的区域，这两个区域是安全评估需要重点考虑的方面。

居家老人护理的安全考量涉及很多方面，如：摔倒，烫伤，食物、药物和化学物品的中毒，客户的走失等。由于老人的认知、判断、反应能力本身就随着年龄的增加而减退，再加上自身带有不同的疾病，这就可能进一步削弱他们独立生活的能力，甚至造成他们的意外伤害。

一、意外事故的风险因素

1. 环境的认识——客户必须要认识他们居住的环境以保护他们自己避免受伤。有些人是处于无意识或昏迷状态，他们无法对周围的环境、地点和事情做出反应，他们要依靠他人来保护他们的安全。混乱或精神失调的人也许不了解他们周围发生了什么，他们可能伤害自己或他人。

2. 视觉——视力差的客户处于高的摔倒的风险中。他们常会被地毯、家具、电线、玩具等绊倒。他们也许看不清药物、清洁剂、化学物品等的标识，所以他们有可能会误食、误用药物以及其他危险物质。

3. 听力——听力失调的人对事情的解释和指令容易产生误解。例如，由于不能清楚听到有关的解释，客户可能误食药物或采用错误方法去使用药物；有听力问题的客户也许不能听到火灾警报、警笛、天气预警、汽车的鸣笛等，同时他们往往不知道躲闪或移至安全的地方。

4. 嗅觉和触觉——疾病和年纪增加会影响人的嗅觉和触觉。客户也许会对烟和气体不易觉察。他们也许会对触觉失去敏感从而容易烧伤。他们会对冷和热失去敏感。

5. 瘫痪——截瘫是指腰部以下的瘫痪，四肢瘫痪是指颈部以下的瘫痪，偏瘫是指身体一侧的瘫痪。瘫痪的人也许不会感到疼痛、冷和热。他们也许能够意识到危险，但他们不能移动自己到安全的地方。

6. 药物——药物具有副作用。例如，头晕、平衡失调、分心、视觉的改变、意识的丧失、迷惑、困觉和丧失合作等。客户有可能产生的征兆是害怕、不合作或采用非常规的行为等。

7. 年龄——小孩和老人都有受伤的危险。

常识和简单、安全的措施可以预防大多数的意外。护理服务人员必须避免客户、自己和客户家人遭到意外和受伤。安全措施应运用于我们每一天的生活。居家护理计划需要列出符合客户要求的安全措施。

二、防止摔倒

在有关老人的众多的安全考虑问题中，摔倒是老年客户中最为常见的安全问题，老年客户受伤的 70% 是来自摔倒。

大多数的摔倒是在浴室和卧室。它们是由于丢弃的地毯、混乱的地面、不良灯光、家具放置在不合适的地方、宠物在脚下等造成的。滑的地面、浴缸是另一个造成摔倒的因素。急于上厕所小便也是一个主要的原因，例如某客户急于小便，当他快速起床而身边没有旁人帮助而摔倒。

摔倒的危险也会随着年龄的增加而增加。大部分摔倒的人的年龄是 65 至 85 岁。有摔倒历史的人再次摔倒的危险很大。

（一）造成摔倒危险性增加的因素

造成摔倒危险性增加的因素见表 6 - 1。

表 6-1

造成摔倒危险性增加的因素	造成摔倒危险性增加的因素
○ 一次摔倒的历史	○ 陌生的环境
○ 虚弱	○ 缺乏判断力
○ 视力差	○ 记忆问题
○ 混乱	○ 不适当地使用轮椅、拐杖及行走
○ 小便失禁	○ 护理设备问题
○ 迷惑	○ 药物副作用
○ 缺乏运动	○ 困倦
○ 腿脚问题	○ 晕眩
○ 鞋子不合适	○ 当站立或坐下时低血压
○ 需要大小便	○ 昏迷
○ 昏厥	○ 不良的肌肉协调
○ 肌肉无力	○ 身体的不稳定
○ 低血压	○ 尿频
○ 平衡问题	○ 混乱和迷惑
○ 过量饮酒	○ 视力失调
○ 沮丧	

（二）防止摔倒的安全措施

本部分内容参见后面护理服务实际操作章节。

（三）关于护理床和床护栏

在居家老人护理环境中客户的床的配置是很重要的。床除了提供舒适的睡眠之外，还有众多的辅助护理的功能。例如，多功能的护理用床具有升降功能、床头和床位抬升的功能、床中部提升的功能，这些功能对那些经常或长期卧床的客户是非常有益的，它们不仅提升了客户的舒适感，同时也辅助支持了护理程序的完成。所以，在配置居家老人护理家具时，建议使用这类多功能的护理床。

护理床一般两边会配有床护栏，升起床护栏，对那些无意识或服用麻醉药物的客户是必要的。有思维混乱征候和无判断力的人也应升起床护栏。如果一个客户要求升起床护栏，那么护栏就应随时保持升起的状态，除非护理人员正在为这个客户进行护理工作。一般情况下，当护理人员对卧床客户进行护理程序作业时，为了便于护理，往往会将床升起，并将护理人员一侧的床护栏降下。当客户没有旁人帮助要离开床时，床护栏对于他们则可能是危险的。客户有可能会被护栏缠住，或者在床护栏的空隙中被其他东西缠住——这个空隙是在床的中间部位和护栏与床头之间的部位。这种危险对于有思维混乱征候、无判断力以及行动受到限制的客户是非常大的。所以，护理人员要经常对卧床客户进行检查。

床的护栏是防止客户离开床的，它属于限制的范畴，除非使用床护栏是为了满足客户治疗和护理的需求。当然，如果客户自己要求，也是可以使用或升起床护栏的。使用床护栏，有些客户会感到安全。另外，无论什么时候，将床升起都是为了进行护理或进行治疗，升起床护栏都是为了防止客户摔下来。所以，当床处于最低的状态时，不使用护栏。护理人员要不断地向客户解释为什么要升起床护栏，也要经常地检查客户的床护栏。另外，护理用床床腿的四个滚轮平时应处于锁住的状态。

三、火的安全

（一）造成火灾的原因

错误地使用电器设备和高负荷电路都有可能引发火灾。所以，整个护理团队必须预防火灾。如果火灾出现，他们必须快速做出反应。

引发火灾的 3 个主要因素如下：

1. 火花或电源。

2. 易燃材料。

3. 氧气。

（二）预防火灾

1. 预防火灾的措施具体如下：

（1）只允许在指定的区域里吸烟，尽可能让客户在室外吸烟，特别不能让客户在卧室里吸烟。

（2）在清除烟灰缸时，确认所有烟灰、香烟都被清除。

（3）遵循安全惯例或厂家使用指引，正确使用电器。

（4）做饭时不要忘记及时关闭炉火。

（5）在原始包装中储存易燃液体。

（6）如果客户患有认知方面的障碍，可能还要对所有火源加以控制，例如，将家中火柴、打火机存放在安全的地方，将厨房门上锁，不让客户随意进入厨房，等等。

2. 当出现火灾时做什么。火灾出现时，居家护理服务人员应该做的事情包括以下几件：

（1）马上解救客户，将客户转移到安全的地方。

（2）拉响最近的火灾警报器，并通知总电气开关的管理人员。

（3）通过关闭门窗来封闭火源。关闭着火区域的氧气和电器设备。

（4）在较小的着火区域，使用灭火器灭火，这样可以控制火势不向更大面积扩展。

护理服务人员要事先对居家的消防环境有所了解，平时要清除正常和紧急出口通道的杂物，要确保通道的畅通无阻。记住，当火灾发生时，切忌使用电梯。接受居家护理服务的客户有些是行动不便或完全不能行走的，而及时地控制火势又非常必要，为此，为接受居家老人护理服务的家庭配置灭火装置很有必要。护理服务人员还应接受灭火装置使用的训练。

每个客户的居家护理环境和条件都有所差别，护理服务的供应商要在细致的评估之后，会同客户的家人一起制订客户的护理服务计划，同时也要制订一系列紧急情况的处置预案。作为居家护理服务的供应商，自身应该拥有一整套包括紧急情况处置等一系列的安全指引。

四、传染的预防

传染对于安全和健康会造成威胁。有些传染是微小的，它们可以造成轻微的疾病；而有些严重的传染就可能危及人的生命。健康护理人员有责任保护客户和他们自己免于传染；他们也要预防传染扩散。

传染是由于病原体侵入身体并生长从而造成的一种疾病状态，包括身体某个部分的传染和整个身体的传染。人有许多特定的传染征兆。病原体不一定总会造成传染，传染的发生发展基于许多因素。

（一）传染链

传染链涉及的方面见表6-2。

表6-2

传染链	传染链
○ 资源	○ 传播的方法
○ 栖息场所	○ 入口
○ 出口	○ 易传染的场所

（二）传染的征兆

传染的征兆见表6-3。

表6-3

传染征兆	传染征兆
○ 发烧	○ 腹泻
○ 心跳和呼吸频率增加	○ 出疹子
○ 疼痛或易受损伤	○ 黏膜肿胀
○ 疲倦和身体能量丧失	○ 身体某个部位红肿
○ 恶心	○ 感染的部位流出液体
○ 呕吐	

病原体必须要有一个生长和繁殖的场所，人类和动物都是常见的栖息场所。如果人没有传染的征兆，那就叫带菌者或叫病媒，它们可以将病原体转移到其他地方。病原体必须要离开它们的栖息场所，这就需要一个出口；出口指的是呼吸系统、肠胃、泌尿系统和生殖器官、破裂的皮肤和血液。

当病原体离开栖息场所，它就必须要转到另一个栖息地中。病原体必须要通过一个入口进入人的身体中，这里的入口和出口是一个意思。易感染的场所是指病原体生长和繁殖所需的地方，在这种情况下，人通常是处于感染的威胁中的。当然，人的身体是可以防护传染的，人抵御传染的能力是与人的年龄、营养状况、压力和疲劳程度、总体的健康水平、医疗和疾病或受伤的存在有关联的。

无菌是指没有任何疾病微生物的存在的环境。医药无菌（清理技术）是指一种清除或消灭微生物以及防止它们从一个人或地方扩散到其他人或地方的技术。当手术或器具进入身体中，必须是在无菌状态；另外，开放的伤口（切割、烧伤、手术刀口等）也不能有微生物的存在，它们是微生物进入身体的主要入口。手术无菌（消毒技术）是一种保持设备和其他用具无任何微生物的技术。消毒是指清除任何的微生物，包括病毒和非病毒的微生物。

污染表示为不干净。在医药无菌中，即当无病原体状态时，一个区域或物品就是干净的；如果一个区域或物品出现病原体，我们就说那里不干净。如果一个消过毒的物品或区域出现了病原体，那么这个物品或区域就被污染了。

五、洗手

使用肥皂和水，是预防传染扩散的最容易和最重要的方法。护理服务人员的双手要处理几乎每一项工作，它们是容易被污染的。如果不洗手，在手上的微生物就会扩散到其他人或物品，所以每次提供护理之前和之后都要洗手。

具体的洗手规则如下：

1. 在流动的温水下洗手。

2. 身体要离开水池；手不要接触水池，水池是已被污染了的。

3. 在整个洗手过程中，手和前手臂要始终低于肘部，否则脏水就会顺着前臂流向肘部，从而造成污染。

4. 搓揉手心和手背，使肥皂产生泡沫，这样有利于清除微生物和脏东西。

5. 要注意那些洗手时经常忽略的地方：拇指、指节、手的两侧、小指和指甲下的部分。

6. 用指甲尖来回刮抹手心以清洁指甲的缝隙。微生物非常容易在指甲缝隙中生长。

7. 遵循不同的健康护理单位有关洗手时间的要求。洗手时间至少需要10~15秒钟。护理服务人员的判断很重要，有时护理服务人员的手沾上血迹、体液、分泌物或排泄物等，那就必须用更长的时间来洗手。

8. 从手指一直到前手臂逐步拭干，要首先擦拭最干净的部分。

9. 使用干净手巾纸去关闭水龙头开关。水龙头是被污染的，所以使用纸巾可以避免手再次受到污染。

10. 使用护肤液或护肤乳预防手皮肤的干燥和龟裂。龟裂和干燥的皮肤很容易破裂，记住，破裂的皮肤是微生物侵入的一个入口。

六、杀菌

杀菌是消灭病菌的过程，然而，病毒的孢子却不能被杀菌方式消灭。

孢子是被一个硬壳保护的细胞。孢子只有在绝对高温的条件下才能被杀死。

杀菌剂运用在皮肤、肌肉和非活的物品上，能起到杀菌的作用；酒精是最常见的杀菌剂。

化学的杀菌剂常运用在非弃置的物品上，这些物品包括玻璃体温计、金属的便盆、测量血压的袖套、便桶、轮椅和房间家具。化学杀菌剂会烧伤皮肤，使用多用途手套或橡胶手套可以防止皮肤灼伤。这些手套应具备防水功能。不要使用已弃置的手套。有些化学杀菌剂有特别的使用和储存措施，所以，在使用之前，要仔细检查材料，遵循安全指引。

七、消毒

消毒是消灭微生物的过程，包括孢子。要使用高温方式消毒。记住，微生物在体温状态是最适合生长的，使用高温是最有效的杀死微生物的方法。

开水、射线、液体或气体的化学药品、干热和气压，都是消毒的方法。玻璃、手术用的铺盖和金属物质都是使用高压锅蒸煮消毒的。高温会损坏塑料和橡胶制品，所以这些制品不能使用高温蒸煮方法，通常是使用气压消毒方法消毒 30 ~ 45 分钟。

（一）控制传播

1. 确保每个人都拥有自己的护理物品，如清洗盆、便盆、尿盆、便桶、体温表和吃喝用具。

2. 不要将某人的护理物品给他人使用。

3. 不要使护理设备和床单等接触到工作服。

4. 护理人员洗手提示：

（1）在接触每个人之前和之后。

（2）在接触血液、体液、分泌物或排泄物后。

（3）在摘下手套后。

（4）在支持护士进行消毒进程之前。

（5）无论什么时候，只要手是脏的。

5. 客户洗手提示：

（1）在吃东西前后。

（2）大小便后。

（3）在更换止血棉或其他个人卫生物品时。

（4）在接触血液、体液、分泌物或排泄物后。

6. 预防灰尘的扩散。不要抖动床单或设备，用湿布清理灰尘。

7. 从最干净的区域向最脏的区域清理，这样可防止污染干净的区域。

8. 实施清洁工作时，护理服务人员要从自己身体内侧向外清理。如果是向自己身体方向擦拭、刷洗、清扫，那样很容易将微生物依附到护理服务人员的手、头发和衣服上。

9. 要在厕所清洗大小便。避免清洗水的飞溅。

10. 直接将污染液体倒入水池或厕所中，避免溅到其他区域。

11. 护理服务人员应避免坐在客户的床上，因为这有可能将微生物留在客户床上。

12. 不要使用放置在地上的物品，因为地面已受污染。

13. 在每次使用浴缸、淋浴器和淋浴椅后，要进行清洗。应遵循护理单位有关规定。

14. 在每次使用便盆、尿盆和便桶后，要进行清洗。应遵循护理单位有关规定。

（二）控制入口

1. 做好皮肤护理，这是为了保护皮肤的完整。

2. 维护好口腔卫生，这是为了保护口腔黏膜的完整。

3. 不要让客户躺在浴缸里或物品上，这样可防止皮肤受伤。

4. 要确保床单干燥、不起皱，这是为了保护客户皮肤免于受伤。

5. 要依照护士的指令翻转或更换躺卧位置。

6. 排泄后清洗外阴部（也叫会阴护理），要从干净的区域（泌尿区域）向脏的区域（大便区域）擦洗，这样可防止尿道感染。

7. 要确保排尿管的畅通，否则微生物可以进入人的排尿系统。

（三）对易受感染部位的保护

1. 遵循护理计划去满足客户卫生方面的需求，这样可以保护皮肤和口腔黏膜。

2. 遵循护理计划去满足客户营养和饮水方面的需求。好的营养和适当饮水可预防感染。

3. 帮助客户进行咳嗽和深呼吸的训练，这样可预防呼吸系统感染。

居家老人护理中，传染的预防是护理进程中主要的安全工作环节，它不仅要保证被护理的客户免受传染的伤害，同时也是向护理人员提供的非常重要的自我保护安全指引。居家护理服务机构在评估阶段要特别针对客户过去和现有的传染病史进行调查和评估，同时也要评估自我护理服务的技术能力以及员工的护理能力。向客户提供护理服务的护理人员必须具备相关预防传染的专业培训和实操经验。居家老人护理服务机构要针对客户的具体情况，在护理计划中制订具体、细致（客户和员工）的预防传染的方案（包括措施）。

出于对客户负责以及对员工和居家护理服务机构安全的考量，在居家老人护理服务中，居家护理服务机构要特别谨慎地对待那些患有高度传染疾病的客户。常见的传染性疾病可能包括麻疹、流行性腮腺炎、水痘、梅毒、淋病、艾滋病等；人如果有可能经呼吸系统、伤口、肠胃或血液被感染，那就是高传染疾病，如 SARS 以及埃博拉疾病等。原则上，居家护理服务机构要鼓励这类客户到专业的医疗机构进行护理。

第三节　居家老人护理服务的食物安全

提升食物的安全性以及预防食源性疾病，是居家老人护理服务另一个极为重要的管理内容。与正常人相比，老人身体的病毒抵抗能力相对较低，更加容易得病，而且病情可能会表现出更严重的不良后果。居家老人护理服务商（机构）要对护理服务人员严格食品安全方面的专业培训，要在机构中健全有关居家护理服务的食品安全政策、规章和流程。机构内的所有工作人员必须能够充分理解和执行这些政策、规章和流程。对于食品的安全与卫生的评定，是居家老人护理服务质量考核的主要指标。

一、居家老人护理服务的食物安全知识

食源性疾病主要是由于细菌、病毒、寄生虫和化学因素的交叉感染而造成的疾病。最常见的是细菌感染。细菌非常容易在食物上生长和产生毒素，在我们的日常生活中，因细菌感染而造成的交叉感染的病例几乎占到了 50% 以上。造成交叉感染最常见的原因是：生熟食物的加工工具和操作台面交叉使用，使用污染的水池来解冻食物，以及对于不卫生

食物的加工等。苍蝇、老鼠、蟑螂也会将病毒等传染到食物上，所以，厨房和食物及材料储藏的区域必须严格依照居家护理服务机构的政策和规定及时清理，彻底清除有害生物。另外一个普遍造成交叉感染的因素，就是不良的洗手和个人卫生习惯，受污染的手或衣物可以直接将大肠杆菌之类的病毒传染到食物或其他人，所以，不仅居家护理服务人员要经常保持手的清洁，同时还要确保客户手的干净，及时消除病毒传播的隐患。

保持食物存放的温度是非常重要的。一般来讲，最适合细菌生长的温度是在 7 摄氏度至 60 摄氏度之间，这往往叫作"危险温度区"。总体来讲，一般食物在室温下最长放置时间不能超过两个小时。而对食物重新加热不一定能完全杀死病毒或细菌。所以，对于每餐剩余的食物是否再次食用，首先是断定食物存放的位置是否适当以及存放的时间，其次是判断食物的新鲜程度；如果加热食物再食用，必须要加热到一定的温度以及要有一定的加热时间。每餐次的食物准备和制作，都是依据居家具体的食用量而制备的，理论上不应该留存任何剩余食物，但客户可能会有不吃饭或少吃饭等情况。出现这类情况，处理的原则是：对于青菜类、汤类、熟食等食物，必须当日处理掉；而那些可以储存的奶类、饮料、甜品等食物，可以依据规定进行储存。很多有害生物可以通过高温方式消除，如沙门氏菌、梭菌、肉毒杆菌，所以，食物烹饪的温度只要能达到 75 摄氏度以上，就可以达到杀死有害细菌或病毒的效果。

清洗、冲洗和消毒是厨房清洁最主要的步骤。餐具处于 77 摄氏度或以上温度，浸泡就可以起到消毒作用。一般来讲，清洗的推荐温度为 60 摄氏度，冲洗的推荐温度为 70 摄氏度，消毒的推荐温度为 82 摄氏度。所有洗完的餐盘/碗以及餐具应该采用自然风干的方式，避免采用干布拭干的方式，因为后者有交叉污染的风险。居家可以采用高温蒸煮的方式进行消毒。高温消毒基本上可以保证消除绝大部分细菌和病毒。

二、居家老人护理服务食品安全指导

（一）食品安全操作指导

1. 经常使用肥皂和清水洗手，包括：

（1）客户进食或辅助客户进食之前。

（2）如厕、处理生的鱼肉、抚摸动物以及实施一个护理程序之后。

2. 处理生鱼、肉类后，要清洁案板、柜台、器皿以及其他表面。

3. 要确保肉类、家禽和蛋类放置于适当的温度环境。

（1）要保持所有热的食物处于 60 摄氏度以上的温度环境下，以防止细菌的生长。

（2）凉菜或剩菜要在 4 摄氏度以下的温度环境中存放。

（3）经常检查厨房存放食品区域的温度。

4. 要在冰箱的冷藏室、用冷水或用微波炉解冻冷冻食物，不要在室温的环境下解冻食物。

5. 在解冻食物时，要将解冻食物放在一个容器中进行，防止解冻食物流出的液体污染其他食物或物品。

6. 必须遵循生熟食物分开操作的原则，必须配备独立的操作用品和器具。

7. 冰箱里的食物冷藏存放要实施分区原则。

（1）熟的食物、凉拌食物、剩菜饭等要尽可能地放在冷藏室的最上层。

（2）未清洗的蔬菜、水果要放在最下层的储物盒中，不要随意存放。

（3）对于熟的、生吃的、剩菜饭要进行再包装或用保鲜膜密封保存。

（4）对于准备加工的生鱼、肉、家禽等，要配有包装或在有盖的器皿中存放。

8. 尽可能避免食用腌制的生肉、生鱼、生蚝等，对家禽类要进行高温烹煮。

9. 定期对厨房及食品储存处进行必要的清理和消毒。

（二）饮食生活习惯指导

居家老人护理环境中，客户已经长时间养成一种较为固定的生活习惯，这些生活习惯中有些是有益的，还有一些可能会对客户安全性的保障起着负面的作用，因此，建立健康的生活习惯也会提升客户居家护理服务和生活的安全性。

1. 不要储存过多的食物，特别是新鲜的食物。

2. 厨房平时要保持干净，不要随意摆放食物。

3. 当日制作的食物尽可能当天食用完，不要养成吃剩饭的习惯。

4. 对于过保质期或储存较长时间的食物，要及时处理掉。

5. 要定期对冰箱里的食物进行清点和检查。

居家老人护理人员有责任对客户的食品安全进行督导，同时也要以身作则，严格执行居家护理机构有关的安全指引。及时洗手、保持客户及居家清洁、依照规程制作和保存食物等，都会为客户的食品安全提供保证。

在居家环境中，客户的自主决定权要明显高于老人护理机构环境，客户的许多生活及饮食习惯已经常年固定，他们不愿意改变这些已经养成的相关习惯。但是，如果客户的一些生活及饮食习惯对客户安全或护理服务有着负面影响，居家老人护理机构就应该将其纳入护理服务计划中，并争取获得客户的认可。只有居家护理服务商和客户双方认可的护理计划，才是一个可实施的计划。居家老人护理人员没有权力强制客户改变其生活习惯；但如果遇到客户某些习惯对客户的安全及护理服务起着负面影响，客户必须要改变的，居家护理人员要及时向其服务主管或经理进行报告。食物冷藏、冷冻环境保质期参考表见表6－4。

表6－4　食物冷藏、冷冻环境保质期参考表

冷藏 (4℃)		冷冻 （－18℃）	
牛奶	3 天	牛奶	6 周
鸡蛋	3 周	黄油	3 个月
生鱼（洗净）	3 ~ 4 天	冰激凌	1 个月
蚝、蟹	12 ~ 24 小时	鱼（油脂类：三文鱼、鳟鱼）	2 个月
生虾	1 ~ 2 天	鱼（无脂类：鳕鱼、梭鱼）	6 个月
生肉、家禽	2 ~ 3 天	猪、羊肉	8 ~ 12 个月
熟肉	3 ~ 4 天	牛肉	10 ~ 12 个月
汤类	2 ~ 3 天	鸡、火鸡	6 个月
苹果	2 个月	鸭子、鹅	6 个月
草莓	2 天	蛋类	4 个月
葡萄	5 天	香肠	3 个月
梨、桃、李子（带包装）	5 天	熟肉	2 ~ 3 个月
西兰花	3 天	熟家禽	1 ~ 2 个月
芹菜	2 周	面食	1 个月
莴苣	5 天	三明治	6 个月
黄瓜	1 周	蛋糕	4 个月
菠菜	2 天	汤类	4 个月

第四节　居家老人护理服务的药物管理

每种药物或多或少都会对人的身体造成某种影响，除了治疗疾病的正面作用外，药物还可能会带来诸如恶心、呕吐、腹泻、便秘、晕眩等副作用。居家老人护理服务计划中，应该明确标注客户每种药物的副作用，并进行记录和报告。居家老人护理人员也应该对药物对于客户产生的各种反应有敏感度。居家老人护理服务主管应该帮助及配合护理人员完成这类工作。

一、居家老人护理服务的药物管理原则

（一）居家老人拥有药物的类型

在居家护理环境中，客户拥有药物的类型一般包括以下几种：

1. 固体药物。胶囊、含片、片剂、软膏、栓剂、外用膏药。

2. 液体药物。酊剂、悬浮液（使用前需晃动）、糖浆、滴液等。

3. 居家的其他药物可能还包括剂量吸入器（特别针对哮喘客户）等。

一般客户居家中常见的药物种类，一种是处方药（Rx），另一种是非处方药（OTC）。尽管非处方药可能不需要医生的书面处方就能获得，但在对客户进行居家护理服务时，无论是客户的处方药还是非处方药，都必须要有医生的书面处方才可以获得。如果客户要使用在护理计划以外的药物，护理人员要及时向护理服务主管报告。

（二）护理人员遵循的原则

在居家老人药物管理与支持服务中，护理服务人员要坚决遵循5个"正确"的原则。

1. 正确的药物。清楚药物的名称和治疗内容。

2. 正确的客户。确定药物使用者。

3. 正确的使用。明确药物的使用方法、剂量，包括每次以及每天的使用量。

4. 正确的时间。明确药物每次的使用时间、用药周期以及药物有效期等。

5. 正确的记录。对客户的药物使用、药物更新进行记录，对药物的不良反应、药物的变质情况等进行记录和报告。

二、居家老人护理人员药物管理及支持指导

1. 严格遵循居家护理服务机构或单位有关政策和规定。

2. 要对药物的外包装进行仔细确认，特别是人名和药物名称，因为在居家环境中，可能还会有名字相似的其他家庭成员。

3. 要清楚每个药物的具体使用方法，仔细查阅护理服务计划。

4. 鼓励客户使用药物管理盒来对客户日常使用的药物进行计划管理。

5. 支持客户用药前要清洗双手。

6. 口服的药物要准备一杯水，以便客户容易服下。

7. 存放或保存药物要遵循以下要求：

（1）要独立存放客户的药物，不要与其他家庭成员的药物混合存放。

（2）药物要存放在干燥、阴凉的地方，不要将药物放在浴室柜里。

（3）尽可能使用原始的药物包装。

（4）药物容器的盖子可以扣紧。

（5）要清楚一些药物的特别存放要求，如有些药物要求在冰箱里存放等。

8. 不要将药物放置在客户的床边，确认客户能够正确使用药物。等客户完成药物的使用之后，方可从客户身边离开。

9. 不要拿下药物包装的指示标签。

10. 不要使用任何没有外包装的药物或者药物包装的文字说明无法识别的药物。

11. 经常检查液体药物，不要使用褪色、变质或出现结晶的药物。在处理一些不用的药物之前，要与护理服务主管一同进行检查。及时更换不能使用的药物。

12. 要提前检查处方药的使用量，在其用完之前的一周，提醒客户到医生处重新开药，不要等药用完了再找医生开新药。

13. 在看医生拿药时，务必告知医生现时客户所用的其他药物。

14. 要聆听客户，当客户感觉开的药物有问题时，应马上终止客户药物的使用，并马上通知护理服务主管。

15. 如果客户有下列情况，护理人应马上通知其护理服务主管：

（1）客户没有正确地使用药物。

（2）客户不知道为什么要服药、没有药物服用量和服药时间表。

（3）客户拒绝使用药物、忘记服药或将药吐出等；如果客户将药吐出，就不应该再给客户服药。

（4）客户显示出一些药物的副作用（呕吐、起疹、呼吸困难、瘙痒、腹泻等）。

（5）客户服用的一些药物不在客户药物清单或护理服务计划上，特别是 OTC 药物。

16. 对已经用过的药物进行记录。

17. 要对客户没有使用或吐出药物的情况进行记录，并注明为什么会造成这样的情况。

一般情况下，错误使用药物大都与拿错药物有关，这一般与视力的问题、近似的药物、药物的错误放置等有直接关联。为此，在居家老人护理环境中，要让客户或护理人员对药物进行有序管理，比较有效的方法就是使用药物管理盒。客户或护理人员可以在每周的某一天，将客户一周要使用的药物按天分类放置在药物管理盒中的不同隔断里。这些隔断可能会分为早餐、中餐、晚餐、夜间四个时间段，其中各个餐饭时间段还可能会分为饭前或饭后。较为复杂的药物管理，则需要护理人员的支持。

药物存放首先要保证安全。要对药物进行妥善保管，有一些药物要求要存放在冰箱里，食物和药物的混杂就有可能造成误拿误食，特别是孩子或意识不清的老人。所以，当药物存放在冰箱时，务必要进行明确的分区存放，并有明显的标识。

有些药物要在安全存放的基础上，还要保证使用的即时性和方便性，如心脏病急救药、哮喘用药等，客户和护理人员一定要非常清楚药物的使用方法、剂量以及平时固定存放的位置，要确保客户在最短的时间内使用这类药物。一般这类药物是放置在客户伸手可触及的地方。

另外，客户家中应该常备医疗处置包，客户以及护理人员应该知道处置包包含的物品、处置目标和使用方法等。

第七章
居家老人护理服务沟通

第一节　团队的沟通

　　居家老人护理服务运营模式看似简单，但实际上它的管理并不简单。居家老人护理服务与养老机构老人护理服务在管理上最大的区别就是距离。由于居家老人护理管理团队与客户以及服务团队地域空间的差异，就使得具体服务不在管理团队直接监管的条件下，如何保证居家老人护理服务能够依照居家老人护理机构的标准、流程进行，就成为居家老人护理服务中最为关注的问题。

　　居家老人护理服务的沟通包括两个方面的内容：与客户的沟通和与员工的沟通。这两种沟通都有一个共同的问题，就是员工和客户都不是与居家老人护理机构经常且随时能进行沟通的，目前最为常用的沟通方式包括实地探访、电话交流、邮件沟通等。这两者的沟通品质都直接影响服务的品质。

一、书面沟通

（一）岗前工作部署和交代

　　在员工进入客户家庭提供具体服务前，居家老人护理机构的服务主管要与员工面对面进行工作部署和交代，这里可能包括：客户的背景情况、家庭情况、客户的健康历史信息、现有的主要健康及护理问题、护理机构的护理计划（服务手段及目标）以及要特别注意的问题。护理服务主管要向员工提供文字性信息，以便员工能够快速了解和牢记。护理服务主管有责任向员工解释客户的护理计划细节，同时要解答员工可能出现的疑惑和问题；如果员工在专业技术以及知识上需要支持，护理服务主管应该给予员工必要的专业培训。员工上岗之前的工作部署以及交代是一个非常重要的工作程序，居家老人护理机构对每个员工岗前的工作部署和计划都要有一个严格的书面检查制度，并应记录在护理服务主管的管理考核内容之中。

护理计划是居家护理人员的服务指导性文件，居家老人护理服务都是围绕着护理计划展开的。为此，护理计划是居家老人护理机构内部最为重要的交流内容。

（二）工作性交流

这主要是指与具体护理服务相关的工作表格，一般包括护理工作单、每日/每周客户日常活动表以及每周工作报告表等。其中，每日/每周客户日常活动表是一个最为常用的服务交流方式，它详细地反映了客户整体身体功能、精神和日常生活细节的状态。这些信息对于居家老人护理机构的跟踪服务状况、改进和提升服务质量都起着非常重要的作用。护理工作单和工作报表主要反映员工工作的完成情况，也是考核员工工作完成情况的依据之一。作为居家老人护理服务的员工，他们必须要完成他们每日/每周的工作报告和客户每日/每周日常活动表。它们是与员工的业绩直接联系的。关于每周居家老人护理服务内容详见表7-1。

表 7 -1 每周居家老人护理服务表

客户姓名：		家庭地址：			联系电话：		
客户联系人姓名：		联系人电话：			合同编号：		
护理人员姓名：		主管姓名：			日期：		
日期/天	周一	周二	周三	周四	周五	周六	周日
个人护理							
洗澡： 床上 椅子 淋浴 盆浴 洗浴支持							
会阴护理							
头发梳理 洗发							
口腔护理 假牙护理							
刮胡子							
指甲护理：清理、锉光							
脚部护理							
特别的皮肤护理							
穿衣：支持、完全							
大小便： 床上尿盆 便盆							
其他说明							
户外活动							
运动时间段							
运动时间长度							
支持行走：拐杖 助步器							
支持运动							
轮椅活动							
其他说明							
其他服务与支持							
体温							
脉搏							
呼吸							
血压							
体重							
准备餐食、小吃							
特别的餐食							
支持进食							

续表

客户姓名：		家庭地址：			联系电话：		
客户联系人姓名：		联系人电话：			合同编号：		
护理人员姓名：		主管姓名：			日期：		

日期/天	周一	周二	周三	周四	周五	周六	周日
提醒吃药							
肠胃开口护理							
失禁护理							
大便记录							
夜间排泄支持							
客户状态的改变及说明							
家居服务							
更换和整理客户床铺							
清理客户房间							
清理卫生间							
清理厨房							
洗尘、打扫							
清洗客户衣物							
购物（特别说明）							
出勤：（全日及间断服务）							
到岗时间							
离岗时间							
服务时间							
缺勤原因							
其他说明							

护理人员签字：　　　　　　　　　　主管签字：　　　　　　　　北京某老人护理公司

（三）电子信息的沟通

这主要是使用电脑或手机来进行的交流，是一种不定时的交流形式。一般情况下，一个居家老人护理服务机构内会分有很多个服务小组，每个

131

小组可能包含了 10～30 个上岗员工和对应的服务客户，每个组都配有一个护理服务主管。电子信息的交流主要是在这些小组中进行的。护理服务主管与上岗员工之间可以随时采用电邮、手机短信、微信、脸书、SKYPE等电子交流方式进行即时交流。

二、口头交流

与员工的口头交流主要包括电话交流、服务探望、工作面谈等。口头交流的目的是更多地了解员工反映的自身或客户的问题，以便使护理机构更多地获得员工和客户在服务进程中的信息，为的是更好地提升服务品质。

（一）工作面谈的意义

工作面谈是个正式的员工管理形式，居家老人护理机构应该每年至少进行一次员工的工作面谈，除了服务主管之外，机构的管理层也要参与到这项主要的工作中来。员工工作面谈的意义表现在以下几点：

1. 加强员工与机构管理部门的彼此认识和了解。

2. 增强员工的归属感。

3. 更多地了解员工的需求、顾虑。

4. 了解工作中存在的问题和自身的问题。

5. 获取员工对于机构的服务和发展的意见和建议。

电话交流和服务探访不是正式性的与员工交流的方式，这是因为一些因素的限制。与员工的电话交流是建立在不受干扰的服务进程的基础之上，而服务探访的主要对象是客户而不是员工；而且，在客户在场的情况下，与员工的交流也不可能展开和深入。

与员工的交流还有一个比较重要的形式，那就是报告。当服务进程中出现某些不正常的改变，员工就需要依照程序进行报告，如客户出现意外伤害、客户身体或精神出现某些异常恶性的改变、员工自身出现某些问题等。这类报告一般要求采用书面形式进行。

目前智能手机的功能越来越强大，使用也越来越方便有效，多媒体的交流形式使得交流的即时性、真实性更强。同时，现在有一些支持智能手机的老人护理软件（APP）也开始应用在居家养老服务中，这样，居家护理的管理者可以更加及时、准确地表达并指导员工的护理进程，同时还可以及时解决出现的服务问题。另外，还可以较为准确地获得客户和服务的信息。这些，都会大大提升居家老人护理服务中的团队之间的交流效率。

尽管智能手机在很多方面具备良好的服务支持功能，但是作为居家护理服务管理者，也要同时考虑使用智能手机可能产生的负面效应。例如：过分依赖智能手机功能，而忽略现实应有的管理政策和程序；可能会出现一些无用的信息；员工和主管可能成为"低头族"，从而不能反映出积极、热情的工作状态；另外，客户可能会对员工频繁使用智能手机产生疑惑以及被忽略的感觉。

（二）倾听居家护理员工心声

管理团队与一线员工良好的沟通，可以使管理有效地落实。所以，沟通是居家老人护理服务管理中一个较为重要的环节。良好的沟通首先建立在理解的基础上，而倾听则是理解最基本的前提。

居家老人护理管理团队必须要把倾听员工作为管理工作的一个重要方面来进行。下面是管理团队倾听员工的指导。

1. 表现出良好的态度。与管理团队相比，服务团队的工作人员可能来自四面八方，生活、工作以及教育背景各有差异，有些员工可能家庭条件比较差，有些员工可能是来自农村或偏远的地区，有些员工年龄很小，还有一些员工年龄超过了 50 岁；有的人口音浓重，有的使用普通话表达比较困难。服务团队员工存在的不同差异，就要求管理团队应该更加着重加强组织的文化和价值的建设和认同。管理团队不是严厉的"工头"的角色，而是组织价值、愿景和使命的传播和影响者，要特别发挥领导力的作用。因此，管理团队对于服务团队员工的管理，首先要建立在一种尊重、积极、热情以及具备同理心的态度上。在与员工的交流中，这种态度可能反映在管理团队成员的言语、肢体动作、眼神、表情等细节上。

2. 不要分心。在管理团队与员工交流时，不要使这种交流处于忙乱的气氛中，这样很容易会使倾听方处于分心或心不在焉的状态。有关研究表明，在分心状态下，即便是面对面的交流，倾听者最多只能记住对方所表达内容的 10%；就是说，当管理团队与员工进行交流时，分心的倾听可能会使管理团队 90% 的员工需求没有得到充分理解。因此，在与员工交流前，要放下手上的事情，将注意力放在与员工的交流上面。

3. 不要打断员工的话。频繁打断对方既不专业，也是不礼貌的行为。要让员工彻底表达出自我的意思和意愿。

4. 表示兴趣。居家老人服务工作人员平时工作强度和压力大，员工与管理团队交流，一方面反映工作的情况和问题，另一方面可能会谈及一些个人或与工作没有直接关系的话题；作为团队管理人员，应对员工所有话题表示出兴趣，这样可以更多地了解员工多方面的信息。与员工交谈时，管理人员作为聆听者，可以发出"嗯""哦"等这样附和的声音，表示在注意地聆听。

5. 关注员工没有说的信息。在与员工的交流中，管理团队可以通过观察员工的语言表达、表情、情绪、肢体活动等，来判断哪些信息是员工欲言又止，或是要想说明另一个意思。一般来讲，交流中表达意思的55%是来自肢体语言、38%是说话的语气，而7%是实际说出的话。聆听者对谈话的对方的肢体语言和表情要敏感。如果"隐藏"的话题涉及工作，管理团队有必要引导员工完全表达出来或说明有关的信息。员工在客户家里工作，可能会知道一些客户的隐私信息，这时，团队管理人员要及时向员工提醒机构的政策和制度，因为类似的信息应绝对禁止传播。

6. 重复员工表达的意思。这就是要求团队管理人员能够更加清晰和完整地理解员工表达的意思。

7. 让员工敞开心扉。"要被别人理解，首先要让别人理解。"在居家老人服务环境下，管理团队与一线员工面对面交流的机会是有限的，要珍视每次面对面交流沟通的机会。管理团队要给予员工良好的交流氛围。沟通的地点宜安静而不被干扰，室内宜光线明亮；可以向员工提供饮料甚至点心，给予员工一种"回家"的归属感。管理团队要鼓励那些不善言谈交流的员工，善于引导那些有顾虑的员工，让他们充分表达。记住：交流中可能出现的最大问题是交流者产生错觉。

居家老人护理管理团队有必要清楚地认识到他们工作中两个"客户"的概念：一个就是我们通常意义的接受居家养老服务的老人以及家庭，另一个则是实施具体服务的员工。管理团队不仅要将机构的价值、工作目标、工作程序及流程有效地影响和引入员工的具体工作中，同时也非常有必要获得来自一线员工的工作效果的反馈和员工在工作和自我需求方面的信息，从而使得管理团队能够不断地提升管理水平和服务品质。为此，与员工的有效沟通和交流，就成为居家老人护理服务中非常重要的管理手段。当居家老人护理服务出现某些问题时，管理团队必须首先要对沟通和交流的管理表现出敏感。

(三) 管理团队有效沟通

1. 管理团队有效沟通的意义。管理团队是组织机构整体有效交流和沟通的主要掌控者和推动者。居家老人和护理机构的总经理、服务总监或服务经理、服务主管等作为组织机构的组织者和负责人，需要清楚团队有效沟通和交流的意义，后者具体体现在以下方面：

（1）对组织机构的价值和愿景的理解和实现，以及组织良好文化的建立，都具有极为积极的作用。

（2）提升管理的效率。

（3）有利于及时发现和解决服务和管理过程中存在的问题。

（4）增加整体团队的凝聚力和信任关系。

（5）有利于服务的质量保证、质量改进和提升。

（6）有利于员工的职业及专业的提升。

（7）有利于机构人力资源的稳定和壮大。

（8）有利于社会对于机构服务品质的认同。

2. 管理团队有效沟通的手段。会议是管理团队有效交流和沟通的重要手段之一。居家老人服务机构的目标、愿景、价值等往往是通过会议的形式表达给员工的；另外，护理机构的政策、程序及流程的制定，也是通过会议的形式最终形成的。会议还是机构决策和解决问题的主要方式。

（1）在老人护理机构中，会有多种不同功能的定期或不定期的会议，一般较为固定的会议是每周或每月各部门主管会议、各部门工作会议、质量委员会议、客户委员会议、季度及年度考核会议、每日晨会或碰头会等。不定期的会议可能包括管理层每周或每月的会议、质量检查及提升会议、员工及客户满意度会议等。

（2）质量保证与提升是居家老人护理服务管理的重点目标。有的居家老人护理服务机构内会设立质量委员会或小组，它是机构专门负责服务品质检查、监督以及质量提升的组织，这个组织是由各个服务单位抽调的人员组成的，由机构的总经理或护理总监（经理）直接负责。质量委员会（小组）负责汇总各部门的质量信息和出现的问题，通过进行质量评估，进而提出服务改进的方案。因此，服务质量的保证与提升是居家老人护理服务交流中最常涉及的话题。

（3）总经理应该是这些会议的主要主持者和监督者。总经理可以通过定期（周、半月、月度、季度）会议，对机构的整体服务管理进行检查和指导。同时，总经理的另一项主要工作就是要确保组织机构内的交流和沟通渠道清晰、畅通、安全和有效。

（4）服务总监或经理负责全部机构中的服务管理工作，他们必须及时掌握机构内各个服务单元的服务进程以及出现的问题。为此，服务总监或服务经理需要频繁地与服务主管进行各种形式的交流和沟通，包括常规的会议、碰头会、临时会议以及私下面谈等。每天早上上班的碰头会是服务管理负责人较为常用和有效的交流形式。一些小型的居家老人护理机构的总经理就可能将服务总监或经理的职责归于一身。

（5）护理服务主管在整体管理团队交流和沟通中是个较为活跃和重要的角色。一方面，护理服务主管要有计划、定期地以各种形式与服务员工和服务客户进行交流，收集有关服务信息；另一方面，护理服务主管要对收集到的员工和客户的信息进行汇总整理，分析已经出现或可能出现的问题，并提出解决的方案。每个护理服务主管一般会负责10至30名居家老人服务人员以及对应的客户。通过经常性采用到客户家直接拜访、电话以及电子媒介等方式与员工和客户交流，护理服务主管可以为机构获得大量第一手的真实的服务和员工状态信息，这些对于以后机构服务品质和管理水平的提升都是非常重要的基础资料。

第二节　与客户的交流

良好的沟通是建立稳固的客户关系的基础，这种关系是建立在客户对于服务满意的程度之上。

与客户的交流分为以下两个方面。

一、专业服务性的交流

这里可能包括许多专业性服务知识，这些交流特别表现在与直接实施服务的员工与客户的交流上。例如，与老人交流的技巧和技术，与失语、失眠、失聪老人的交流，肢体语言和手语的表达，对于工作流程的释义和说明，等等。员工接受的专业教育和培训的程度，决定了这方面交流水平的高低。良好的交流能力也是一名合格的居家护理服务工作人员所应当具备的专业能力之一。表达的基本指导有以下几点：

1. 避免一词多义。

2. 使用熟悉的词汇。

3. 对不熟悉的词汇进行解释。

4. 简明和准确。

5. 不要附加不相关和不需要的信息。

6. 紧扣主题。

7. 不要啰唆。

8. 避免思维混乱。

9. 组织好思维，以便可以富有逻辑和有次序地表达。

10. 尽可能具体和实际。

二、管理者与客户的交流

这体现在与服务程序相关的交流。例如，服务前对客户的评估，服务计划的制订、修订、实施与评价，等等。同时，它还体现在与服务进程的管理相关的交流。例如，客户服务满意度和不同需求的认定、服务程序及效果的反馈、员工工作表现的评价、支付管理等。管理者与客户的交流几乎涉及居家老人护理服务的方方面面，居家老人护理服务机构要注意以下几个方面：

1. 专业与真诚的态度。态度是良好交流的首要因素。专业的仪表和言行、严谨的工作风格、具备同理心的思维方式等，都会使客户产生安全感和可依靠感。专业和真诚的态度还特别表现在对于细节的关注上。良好的态度可能不需要更多语言的表达和解释，就能让客户感到满意。不要用华而不实或是肉麻的言语去表示专业和真诚的态度，像一些广告上说的"不是亲人胜似亲人""我们就是老人的亲子女"。好的口碑首先来自于真诚。

2. 专业的严谨性。居家老人服务机构和管理团队要熟知老人健康护理的专业知识，在与客户交流时要表现出专业的认知、理解、表达和处置能力。涉及护理服务的专业内容，要尽可能用专业表达，不要夹杂口头语、俚语以及多余、无用的表达。除了口头的专业表述之外，还要对文字性的表格、报告等有清晰的理解，同时也要让客户理解这些文字性的交流内容与护理服务的专业关系。另外，在与客户进行邮件或短信交流时，也应同样采用专业、严谨的书写表达形式，特别是要显示出对客户的尊重。

3. 持续一致的表达。人是一种习惯性的动物；特别是当接受关照时，人更加喜欢一致性和可靠性。要与客户保持一种持续一致而稳定的交流方式，要设定相对固定的探访时间、电话沟通时间、邮件或短信的交流时间、账单传送时间等，让客户清楚每次交流的内容。这样，客户可以从容应对，而不感到唐突。这样的安排设置也有利于居家服务机构的计划和管理。

4. 予以及时的提示。居家护理服务中可能会出现一些失误或偏差，如错误的收费、计划安排出错等，居家护理机构要及时主动地向客户说明、改正。忘记或疏忽这些问题，可能会使客户对机构产生非常负面的感觉。主动地说明、改正与被动地解释、弥补出现的失误或偏差，结果是完全不同的。

5. 变通。要考虑到客户的选择，他们的选择可能与居家服务机构给出的选择存在偏差；所以，在与客户交流时，要尽可能给予客户更多的选择。有的客户希望每周服务主管家访一次，而不是机构规定的两周一次；有的客户更偏爱电子邮件形式的交流方式等。居家服务机构要根据客户的不同选择，进行有效的计划和安排。

6. 人性化。与客户的交流不能简单地就事论事。交流是人与人的互动，人是有情感的，交流气氛的好坏会直接影响交流的质量。因此，在与客户进行交流的整个过程中，居家服务机构的人员有必要掌握一些交流"寒暄"的技巧。如在交流前，询问客户最近的情况怎么样，对于客户的一些喜悦的事情表示非常高兴，对于客户不悦的事情表示同情等；这样可以使交流变得自然、顺畅，客户也会感到交流的亲近感和被关注感。居家服务机构的管理团队可以收集客户的相关信息，如客户的生日、结婚纪念日、客户家庭关系信息等，以便促成与客户良好交流的氛围。当然，居家服务机构与客户交流中的"寒暄"只是为了真正使交流更加有效，而不是为了将这种"寒暄"带到深层关系的水平，所以居家老人护理服务机构及其员工要与客户保持合理的交流"距离"；另外，在各类"寒暄"交流中，要以正面或喜悦的话题为主，因为过于负面或悲伤的话题可能反倒不能使交流有效地进行。

居家老人护理环境下，客户对于居家老人护理服务机构抱怨的十大主要问题：

(1) 服务品质不能始终如一。

(2) 护理人员专业水平不均衡或是缺乏系统的专业培训。

(3) 员工因病、因事请假，居家老人护理服务机构不能及时提供替代的服务。

(4) 员工过多的非工作行为，如看手机、打私人电话等。

(5) 员工生活服务能力较低，如准备餐饮、家居保洁以及客户衣物的清洗等。

(6) 居家老人服务人员没有"满负荷"工作。

(7) 对于计时的居家老人服务，工作人员经常会晚来早走。

(8) 交流障碍，如员工沟通带有很重的地方口音或员工不能完全理解普通话等。

(9) 服务收费比较高。

(10) 服务费的支付不方便。

居家老人服务机构和管理团队的每个人都要清楚：与客户良好的关系，一定是建立在相互信任和高质量沟通的基础上。要不断努力提升与客户交流的质量水平，这不仅仅是为了获得客户对服务品质的良好的满意度，同时也是为了本机构及其护理团队的服务口碑通过客户广泛传播。

第八章
居家老人护理服务质量管理

居家老人护理的服务品质，是决定整体居家老人护理服务能否在这个行业稳定生存和发展的基本保证。时间是业务生存的见证，而口碑则是服务质量的真实表现。

老人护理服务的质量包含四个基本要素：持续性，总体健康，期望的结果和对不期望结果的预防。这四个方面中的任一方面出现问题，服务质量都必然会受到影响而降低。

● 持续性。持续性是质量提升非常主要的方面，它具有连续性、规律性、统一性、可依靠性四个方面的特点。

连续性是指在任何时间都要实施质量管理，保证每日提供服务最小的差异性。

规律性是指时间上的适宜，是强调对于客户需求时间上的关注。例如，每日客户床铺的定时清理、房间的定时清洁、对客户有规律的排泄支持等。

统一性是指居家护理服务机构向所有客户提供口径统一的服务，不管客户何种性别、种族、宗教信仰、语言等。

可依靠性。当居家老人护理服务机构将服务质量提升为组织文化的组成部分时，可依靠性就体现出来了。这就是说，当护理机构所有工作人员都全身参与到持续的质量提升之中，管理层以及客户家人不再为是否全方位提供优质服务，客户不再为健康担忧的时候，这种信任和可依靠性就产生了。可依靠性是对持续的质量提升的检测。

● 总体健康。总体健康是指生活品质中所有包含的因素的健康，它涵盖了客户身体、心理、社会和精神方面的健康。服务质量不限于医疗护理服务的范畴，它还涉及最大限度提升客户生活品质各方面的内容。

● 期望的结果。这是针对客户接受居家护理服务后所得到的实际的护理结果，包括护理服务提供的医疗、护理以及医疗介入等服务而产生的结果。当正面积极的结果产生或增加时，就说明服务质量在提升。例如，对中风的客户进行康复护理，最终客户可以自我行走了，这就是一个正面、积极的结果；而客户不断出现褥疮的现象，就说明出现了负面、消极的结果。

● 对不期望结果的预防。质量管理的一个非常重要的特点，就是要在居家老人护理服务机构中建立一个对不期望结果加以预防的系统。这类不期望结果包括因疏忽而造成客户意外死亡或伤害以及灾害的结果，不卫生的环境、错误的医疗诊治、安全方面的瑕疵等都会造成这类不期望的结果的出现。

居家老人护理服务机构的服务质量可以分为技术性的质量和客户性的质量。技术性的质量是居家老人护理服务机构所实施的医药评估、诊治、医疗护理、医疗介入等，是依据专业标准进行的；技术性的质量的评估是由专业人士或机构进行的。而从客户角度来讲，客户并不了解技术性的质量的具体知识，也很难评价一个技术性的质量的水平。客户可能通过观察、口碑、交流、感觉、资讯的反馈、个人经验等来基本判定一个居家老人护理服务机构的服务质量水平，这种客户对于质量的客观表达就是客户性的质量。这种对于质量水平的客观表达也许来自与客户、工作人员、管理人员以及客户家人的交流，也可能来自通过亲自对居家护理内外环境、工作人员态度、食物以及舒适度等的体验而获得的质量结果。

第一节　居家老人护理服务质量概述

一、居家老人护理服务质量概念

（一）概念内涵

在居家老人护理服务机构中，服务质量就是持续地向客户提供优质服务，最大限度地保持和提升客户在身体、心理、社会和精神方面的总体健康，并获得期望的护理结果，同时将不希望出现的问题控制在最小限度内。对于居家老人护理服务机构来讲，居家老人护理服务的质量概念包含了以下三项内容：

1. 遵从的标准、程序、流程。

2. 客户的满意度。

3. 在基本质量特征基础上，客户可能接受的价格或价值。

遵循居家老人护理服务组织的标准、程序、流程，不仅反映出了专业的工作标准，同时也体现了居家老人护理机构这个组织的自我价值。

（二）居家老人护理服务质量的基本需求

居家环境的老人护理服务有其特殊性，这种特殊性特别反映在客户需求的多样性上，后者即指对医疗、健康护理以及生活支持服务等多样性的需求。正因为如此，居家客户的满意度常常被放在居家老人护理服务质量管理非常重要的位置上，特别是当居家老人护理服务市场在多方竞争的情况下。客户对于质量的基本需求可能会集中反映在以下方面：

1. 服务的可支付性。

2. 获得护理服务机构给予的服务的及时性。

3. 依照计划时间表实施每项服务。

4. 没有或较低的人为失误。

5. 服务是人性的、礼貌的、使客户感受到尊重的。

6. 服务是正规性的。

客户所能接受的服务价格或价值水平，是与服务质量的基本特征相匹配的。这些质量特征可能包括工作程序、流程的无失误、较高的服务可依赖性、服务的及时性、安全等。几乎所有的客户都希望购买他们可能支付的"最好的品质"服务。任何服务质量的保证以及提升都会产生质量成本，在质量管理过程中，质量保证和质量提升方面的投入不同，所获得的质量管理的结果必然不同。当质量成本转化成服务价格时，客户就要依照自我的需求来决定是否购买相关的服务。

二、居家老人护理服务质量框架

居家老人护理服务质量的框架包括结构、过程和结果三个方面。在护理服务质量提升过程中，这三个方面都是同等重要并且紧密相连的。结构影响过程，结构和过程二者会影响结果。在居家老人护理服务机构中，结构和过程一般是通过各种规定而形成的，同时它还可能受到外部环境的影响，例如新技术、社会和文化的改变、生物技术的革新以及管理理念和方式的不同。

（一）结构

结构是护理服务的基础，没有它，就根本谈不上护理质量。结构是实施护理质量的起始。结构是依照资源的能力和有效性而建立的。结构主要涉及组织架构、设施、员工水平、员工资格、员工综合技能、最小缺勤和离职、机构构成护理质量要素的政策和规定等。结构性的因素决定了护理机构实施适当护理水平的能力。有些居家老人护理服务机构由于拥有较强的专业护理资源,所以它可能涉及中度以上级别的护理服务;而有些居家老人护理服务机构由于资源限制,可能只涉及一些生活辅助支持性的服务。结构与质量是有效对应的,不适当的结构将会对过程和结果产生负面影响。结构也表现为资源的投入。

(二) 过程

过程涉及那些能够产生期望结果的方法,以及这些方法如何执行才能产生期望的结果。过程涉及员工的职能、工作及时性和准确性、行动的施行性以及相关的流程和规范。居家老人护理服务机构必须建立相应的流程和规范,以保障和控制过程中的质量因素。这些类似的服务流程与规范包括基本流程、规范和医疗护理进程。

(三) 结果

结果是指居家护理服务机构通过运用结构和过程而获得的最终结果。一般来讲,医疗护理质量的结果是通过评估预先制订的护理计划中的护理目标来进行判定的。而对于护理计划之外的结果,其评估的主要关注点是预防一些意外的负面结果的出现,如药物反应、意外伤害、感染、涉嫌虐待和护理期间产生的褥疮等。一般情况下,有些负面结果可以通过对结构和过程的分析和评估以及通过正确的方法来判断其产生问题的原因。居家老人护理服务质量的另一个结果就是客户满意程度。结果必须是可以被衡量和评估的,否则,服务质量的概念就没有意义。

在质量框架中,结果的变化最小,结构的变化次之,而变化出现最多的方面是过程。也就是说，从质量框架来看，造成质量出现问题或不足，首先最有可能发生在过程阶段。过程阶段最难掌控的是与人相关的因素，这包括与所有护理团队相关人员所产生的可变的因素。当然，居家老人护理机构自身质量框架的结构也是一个不可忽视的问题，较为突出的是先天的机构组织设计缺陷、管理结构和政策不合理以及员工技能水平差，这些都是直接影响服务质量保障和控制的负面因素。

三、居家老人护理服务质量概念的外延

1. 护理服务性质量。它主要直接反映护理服务具体工作程序、流程的工作质量，如预防摔倒、褥疮防治、康复服务、每日日常活动（ADL）、药物管理、医疗介入手段的实施、日常事务管理等工作的质量。

2. 管理性质量。它主要是指支持护理服务达到质量标准的支持性工作的质量，如护理进程中的评估、计划和评价、日常报表及报告的收集和分析、招聘和培训、工作的考核、会议管理等工作的质量。

3. 客户满意度。它是客户对护理服务质量的最终反映，也是护理服务组织或机构服务质量口碑的市场认可程度；常用的评价手段是客户满意度调查等方式。

四、居家老人护理服务质量管理基本内容

1. 合约签订前居家和客户评估。

2. 客户个人信息和健康信息记录。

3. 客户档案管理。

4. 合同管理。

5. 护理计划的制订。

6. 每日/每周客户日常生活活动 ADL 记录、收集和汇总。

7. 主要疾病的护理程序（中风、失智症、癌症、骨折、帕金森等）。

8. 个人护理支持（皮肤护理、足部护理、会阴护理、指甲护理、褥疮护理、语言训练、排泄训练、认知训练等）。

9. 个人生活支持（洗浴、梳理、穿衣、喂饭等）。

10. 药物管理。

11. 客户财务及私密性管理。

12. 安全管理。

13. 客户权益。

14. 预防虐待和忽略。

15. 居家清洁程序。

16. 每周护理会议。

17. 每周护理主管巡查。

18. 每周客户来电咨询汇总、分析。

19. 每周/每月护理服务质量评估。

20. 员工招聘。

21. 员工培训。

22. 员工任务指派。

23. 员工周末/临时换班。

24. 员工薪酬发放。

25. 员工工作业绩考核与奖励。

26. 员工放假审批。

27. 护理合约签订。

28. 应收护理费管理。

29. 工作会议。

30. 工作报告。

31. 客户伤害报告。

另外，可能还有食物采购、营养配餐、客户的娱乐活动、心理支持、按摩等与护理服务质量过程相关的工作程序、规范和指导。

第二节　居家老人护理服务质量的衡量和评价

居家老人护理服务质量的衡量是根据一定指定时间间隔的客户评估信息收集和资料统计而得来的。这些质量衡量涉及客户身体、医疗状况和自我能力的评估，同时也包含客户对生活品质的期望。居家老人护理服务质量的衡量和评价是个动态的过程，它是个经常性的工作。质量衡量和评价的结果，是提升服务质量、设定目标和采取应对措施的基础，是护理质量持续提升过程的一个工作部分。

一、居家老人护理服务质量指标的确定

(一) 居家老人护理服务质量评价难统一

居家环境的护理服务存在着许多不确定性和差异性，从而也使护理服务质量评价较难获得较为统一的结果，表现为以下几方面：

1. 居家老人护理服务一般在公众视野之外，是在某段时间、某一个客户家中进行的；进行护理服务的员工大都不在直接管理的视野之内。

2. 居家老人护理服务的品质结果往往与所护理服务的客户的行为有着直接关联，在居家环境中，客户会有更强的自主性，表现得更加自由或缺

乏控制，客户的"主导权"较大。这与机构老人护理服务有着很大的区别。

3. 客户其他的家庭成员可能会影响或干扰护理服务进程。

（二）居家老人护理服务质量评价检查

在老人护理设施内，客户无论是主动还是被动，他们都必须遵循那些已经设定好的作息时间表、护理流程以及相关的安排。而在居家环境中，护理服务与客户之间的关系有些微妙的转变。客户较大的自主性或者随意性可能会打乱护理服务的节奏，从而造成服务品质的衡量出现不统一的情况。当然这也是居家老人护理的自带特点之一。

因此，对于居家老人护理服务品质的评价，要从以下两个基本面进行检查：

1. 以普遍性为基础。这样便于了解和监控；同时，这些指标不会因某个客户的护理介入而受到动态的影响。如，把每个客户的日常生活活动（ADL）作为对每个客户进行的普遍性的服务质量的衡量。

2. 以"发病率"为基础。这些指标主要基于个体客户状态的改变。它们提供了对护理结果更清楚的指示，但是，由于它们依赖于纵向记录而更加难以监视。如客户出现摔倒的情况、客户身体出现红肿等。

（三）居家老人护理服务质量评价指标

对于居家老人护理服务机构的质量指标的衡量和评价可以从多方面进行，但一般的家庭护理质量指标（HCQI）涵盖的是九个领域（营养、药物、失禁、褥疮、身体功能、认知功能、疼痛、安全/环境、其他）。

居家老人护理质量评价的直接指标大致包括以下几种：

1. 摔倒以及摔倒造成的伤害程度。

2. 褥疮（高风险或低风险）。

3. 物理限制。

4. 中度至重度疼痛。

5. ADL 中增加的依赖性。

6. 活动能力的恶化。

7. 体重减轻。

8. 卧床不起。

9. 大小便失禁（低风险）。

10. 尿路感染及其他性质的感染。

11. 身体和精神虐待。

12. 抑郁或焦虑。

13. 谵妄。

居家护理服务质量指标实际上与护理计划有着紧密联系。在护理实施进程中，护理目标大致包含上述这些内容。当然，每个客户拥有不同的健康问题，这里可能会涉及很多具体不同的医疗、康复和护理手段和目标。护理服务品质的衡量和评估更关注护理质量的结果而不是护理服务质量框架的结构和过程。

（四）居家老人护理服务质量相关管理指标

1. 员工每日到岗和离岗的准时率。

2. 护理人员离职率。

3. 护理人员缺勤率。

4. 员工护理服务日报表（周报表）的及时收集。

5. 护理服务质量会议（包括每日晨会、周会、月度会议等）。

6. 护理主管或护士及护理人员接受职业培训程度。

7. 员工工作满意度调查。

在衡量和评估护理机构质量水平时，有些指标是直接反映护理服务质量的指标，如客户摔倒受伤以及患有褥疮的比率，而有些质量指标必须是通过总体的评价才能得出结果，这类的综合指标特别能反映出居家老人护理服务机构客户以及员工的价值，比较显明的指标包括客户满意度、员工工作满意度和生活品质评价等。

二、获得护理服务品质

获得居家老人护理服务良好质量的必要结果反映在：无错误的工作表现、可支付的价格、适时服务、良好客户满意程度、适时地纠正错误、有效地整合资源、对于首发的问题或错误的准确预防等方面上。为此，居家老人护理服务机构至少要具备以下七个方面的能力：

1. 管理能力。
2. 护理专业技术能力。
3. 员工能力。
4. 动机。
5. 充足的信息。
6. 适当和适时的决策。
7. 适当和适时的行为。

护理服务的品质就是为满足指定客户需求，因不同水平、能力而反映在服务的功能和特点方面的总体表现。居家老人护理服务要面对不同年龄段、不同性别、不同健康水平、不同文化和教育背景等的老人不同的需求。为此，居家老人护理服务的提供者可能会面对大量客户和员工的交流，大量的案头记录、统计和分析，频繁的走访，频繁的交流会议，员工的培训跟进等。所以，为了提供良好的服务品质，居家老人护理服务机构就必须要在以上七个方面建立、充实和增强自身的能力。

第三节　居家老人护理服务质量管理的内容

老人护理服务的质量管理，是一个全面质量管理的概念，即：以满足客户的护理服务需求为工作目标，将护理服务质量作为工作重心。居家老人护理服务组织或机构的管理者要有效地对服务质量管理进行计划、组织、领导和控制，要充分发挥领导的影响力和护理服务团队的作用，让每个员工充分理解和参与护理服务质量保证和提升的工作。

一、质量管理的基本思想

质量管理思想要做到组织内的每个人都容易理解、不含有任何技术概念以及易于应用。为此，质量管理思想要包含两个基本的要素：

一是居家老人护理服务人员必须要从第一次开始，每一次都做正确的工作。

二是居家老人护理服务人员必须意识到保证工作质量是每个人的职责，而不是某个人、某个小组、某个部门的责任。这个工作涉及整体服务组织的每个人，从客户发生需求一直到客户服务的终止。

管理者的重要工作之一，就是如何让员工首先在意识里或认识上对护理服务质量产生正确的意念，其次是让这种质量意识和认识落实到实际工作中，最后是将护理质量管理完全融入护理服务团队的工作中。

（一）承诺

承诺首先是居家老人护理服务组织或机构的使命、愿景和价值的社会表达。在对具体的每个个体提供的护理服务中，不论是管理还是护理服务，都应表现出对客户护理服务质量所做出的积极的努力。例如：拥有统一的员工行为规范和标准的实际操作流程；确保及时向客户提供服务和员工准时到岗服务；周末以及节假日员工的替班制度，以确保给予不间断护理服务的品质要求；等等。承诺不仅反映在护理服务质量保证的实现，而且还应该是护理团队努力提升服务品质的动力。

居家老人护理服务的每一个工作人员都要对其服务的质量负责，这种服务质量的承诺一定要落实在口头和文字两个方面上。从组织最高的管理者到一般的服务员工，都应有期望向客户提供最高品质服务的渴望。个体的质量承诺是整体质量管理的基础。作为组织的管理者（经理、主管），要清楚质量管理工作不是简单地制订计划、程序、流程，而是要通过每个员工实际的提升质量的努力，这样才能获得有效的质量结果；而作为专业人士（医生、护士、理疗师、康复师等），必须清楚，工作的准确性和完整性是决定总体努力有效性的关键。

（二）质量的认定

对居家老人服务管理不同的质量认定，应由居家老人服务机构的管理者负责。质量的认定必须要是具体的和可操作的。管理者要认定每项工作的状态、工作标准和目标，并要让每个护理员工清楚地知道这些内容。特别要指出：让所有居家护理服务机构的员工清楚地理解和认识组织机构的价值、愿景，不仅是机构组织服务质量保证的基础，也是整体居家老人护理服务有效运营的基本要点。

管理者必须首先要依据不同客户的健康状态、家庭状况、生活及护理环境、机构自身的人力资源和资源管理能力，对可能出现的质量风险进行评估和认定，针对具体客户服务中最可能产生服务问题的方面或因素，制订出相应的预防方案或提出应对手段，并使之纳入护理计划。

（三）管理能力

居家老人护理服务是一种几乎完全与人直接相关的服务型工作，所以人的因素在工作中占有绝对大的比例。为此，就要求从事居家老人护理的服务组织或机构，在管理能力上拥有更为突出的表现。这里说的管理，不仅要表现管理层的商业规划、政策及计划的制订等，同时它也是中层管理中程序、流程的制订和有效的监管、领导力的发挥、解决问题等方面的能力，同时它更表现为通过管理来减少服务中由"人"带来的风险、降低运作成本以及在满足客户的需求的基础上，使组织达到效益目标。

居家老人护理主要管理者的管理能力，除了反映在专业和管理技能之外，管理者还要特别关注领导力的发挥，要有效地将组织或机构的使命、价值、理念、文化、政策渗透到每个部门和员工中。不仅要建立完善的政策、程序和流程，而且，重要的是如何使众多复杂的政策、程序、流程变得让员工更加容易理解和能够有效操作。要让员工从"必须要理解"向"很高兴去理解"转化，才能充分实现管理的有效性。

（四）计划

居家老人护理服务质量管理是指正确地做所有的事情吗？当然不是。质量管理是需要计划的，计划对于质量管理来说则意味着提升资源利用的效率、节省时间、降低成本和减少失误。居家老人护理服务组织或机构的主要负责人应该直接支持和参与质量计划的制订。制订的质量计划应该是切实的和有效的，要依据自我的技术资源、管理资源、人力资源、信息资源等来制订可实现的计划。一个超越组织或机构能力的质量计划要么就是空洞的，要么就可能导致服务风险的产生。

居家老人护理组织或机构内部可以设立由主要负责人牵头，由部门服务部分或单位参与的质量管理小组或委员会，这可以使计划更加全面、准确、符合实际且有效地反映在服务质量管理中。

居家老人服务质量管理小组或委员会除了制订质量计划外，他们更为主要的工作是督促各部门、各个服务单位去实施质量计划目标，并做好及时的评价和改进工作。居家老人护理服务质量保证目标如下：

1. 对于高质量护理服务的认定。

2. 护理服务中问题的认定。

3. 决策能力的提升。

4. 护理问题的解决。

5. 提升文档水平。

6. 减少人为失误和意外事件。

7. 护理问题的预防。

8. 支持组织或机构整体目标。

9. 降低成本，提升效益。

10. 提升工作满意度。

11. 加强员工专业技术和技能。

12. 符合监管部门的要求。

（五） 系统

居家老人护理服务系统的建立是实现有效护理服务的另一个关键因素。系统的功能应该表现为：满足客户需求的服务是可以量化的；同时，也可以准确地表示出其中的差异性。服务也必须是可以采用趋于正确的量化和报告。在对于员工的培训或教育中，要采用通用、易懂的语言，让员工清楚日常质量管理的个人角色。管理要对系统进行经常性的修正，从而使系统的效率更高。在居家老人护理服务中，服务系统的作用可能表现在评估、计划、报告、安全、服务评价、支付、招聘、再教育（培训）等。服务系统会使管理变得更加有效，线条更加清晰。

（六）沟通和信息管理

居家老人护理服务的良好沟通首先是建立在对组织的政策、价值、文化、程序、流程等有着共同的认识和理解的基础上；其次，要通过管理系统来缩小居家老人护理服务环境中实际出现的交流的"物理距离"。本书前面的章节已经重点对有效的沟通进行了阐述。

信息管理的目的是为了给整体的服务进程提供全面、准确的量化信息，它可以提升整体服务管理的有效性。例如，通过对每日以及每周员工居家护理服务报表的收集、分析，来判定每个员工的工作量和工作效率、客户每日以及每周身体和精神状态的变化状况等信息，这样便于管理者对整体和个体的服务效果进行复查，包括对客户和员工的反馈进行复核和检查。使用居家护理服务应用管理软件可以即时、准确地收集组织或机构服务信息、员工和客户信息。另外，使用网络工具还可以即时、有效地进行沟通，即时解决问题。

信息的收集、整理和分析是一种管理能力的表现。决策和政策的制定、系统的有效性、客户健康状态的动态分析、员工工作效率检查、服务风险的预知、来自客户和员工的满意程度分析等，往往都是建立通过对各种信息的汇总和分析而获得的。

（七）员工资源

世界各国的老人护理行业几乎都面临一个共同的挑战，那就是如何建立一个合格的护理团队。居家老人护理服务需要大量护理服务人员。老人护理服务的性质决定了，老人护理服务中绝大部分工作要涉及专业知识和专业技能，员工必须要拥有相关的知识和技能，同时，很多员工也必须通过实际工作来积累经验，逐步完善和提升工作技能。员工的专业技能以及对服务质量的正确认识是有效的服务质量管理的基本保证，为此，居家老人护理服务组织或机构有必要建立一整套的员工岗前指导和培训制度，同时还要建立一系列与服务质量相关的员工考核、晋级、提升政策，在组织内形成一种关注服务品质的企业文化，让员工深切地感受到员工在组织或机构中存在和成长的健康氛围。

居家老人护理服务组织或机构的管理者不仅自身要完全领会服务质量管理的组织发展的含义，同时还要充分发挥自己在管理以及专业技能方面的领导力，去影响和带动员工实现组织的质量管理目标。

居家老人护理服务的管理者必须清楚一个原则：服务质量管理面对的是客户和员工，客户和员工的满意程度是质量管理的真实表现。

（八）生活品质

老人护理服务中一个独特的内容就是生活品质。老人护理服务必须要始终将每个客户视为一个健全而独特的人来对待，就是说，既要提供良好品质的护理服务，又要保证客户的生活品质，这样的整体护理服务质量才是完全的。这也是老人护理服务与医院的医疗服务在理念和服务内容上的一个明显区别。

在护理服务中，生活品质可能表现为以下几方面：

1. 客户的自我权利必须得到充分的尊重。

2. 安全、洁净的生活和护理环境。

3. 干净、得体的仪表。

4. 个人喜好和选择的满足。

5. 个人财物的安全。

6. 宗教/精神的满足。

7. 食物的体验（营养、喜悦的食物）。

8. 社交需求的满足。

9. 对隐私的尊重。

10. 来自员工的尊敬。

11. 满足客户日常事务需求的管理。

与护理服务质量指标相比，生活品质指标往往并不是直接表明质量好与坏的"硬性"量化指标，其质量水平是通过客户的体验和感觉的程度来反应的。生活品质是最容易被一些居家老人护理服务组织或机构"忽略"、"缺省"以及打折扣的质量内容。居家老人护理服务中的护理服务品质与客户生活品质的平衡，是老人护理行业面临的一个挑战。目前，居家老人护理服务机构的生活品质指标越来越成为评估一个护理机构总体服务水平最重要的参考指标之一。居家老人护理服务从业者对于生活品质概念的理解既是对于老人护理服务的真实认识，也是对于生活的一种态度。

二、客户满意度

（一）客户满意度的内容

客户的满意程度是对护理服务质量评定的一个重要方面，它可以大致地反映出客户对于护理组织或机构服务品质的整体评价。客户的满意度可以涉及多方面的内容，总体上说包括以下几方面：

1. 可靠性。表现服务的一致性和可靠性。这应该表示为居家老人护理服务组织或机构的最为基本的承诺。

2. 及时性。客户随时或及时地得到服务。

3. 能力。在服务上表现出专业的知识和技能。

4. 礼貌。对待客户应有的礼貌和尊重，保护客户私有财产，员工整洁的、专业的仪表。

5. 交流。尽可能确保客户理解护理服务人员的表达，耐心倾听及指导客户。

6. 诚信。具有可信赖性，将客户的利益放在首位。

7. 安全。使客户不受危险侵害。

8. 理解。努力领会客户的期望和需求，具有同理心；给予客户个性化的关注。

（二）客户满意度调查

居家老人护理组织或机构可以通过个别家访、电话访谈以及客户会议等方式，获得客户对于服务品质的满意程度的信息。比较常用的客户满意度信息是通过客户满意度调查来获得的。在质量衡量和评估过程中，客户满意度调查的目的包括以下四个方面：

1. 通过对护理服务的调查来监测客户满意度水平。

2. 根据调查的结果，找出服务质量的不足和差距。

3. 客户对于护理机构服务质量的直接表达。

4. 建立保证质量持续改进的目标和企业文化。

对于客户满意度的调查，居家老人组织或护理机构的管理层必须要给予最大限度的资源支持和配合。为了保证客户满意度调查的真实性和公正性，不要只是让客户完成一个调查表格的填写就完成工作。调查方向和目标既要包含总体服务水平，也要包括一些特定的质量调查方面。客户满意度问卷调查表是客户满意度调查的主要工具。为了使客户满意度调查的结果更加真实可靠，居家老人护理服务机构要向客户解释居家护理质量特征、质量标准和评价方法。客户满意度调查的问题应该要尽可能地简化专业术语，采用简明易懂的表述形式，不要在调查问题内存有暗含的解释、批注或过多的选项。客户满意度调查的细节可以根据护理服务的内容和性质进行增减和改变。客户满意度调查一定要给客户留有空间，以便让客户用自己的语言来表达对护理服务的感受以及建议。

客户满意度调查应每六个月进行一次。客户满意度调查的结果可以采用打分的方法来进行汇总。一般来讲，对于每个调查项目可设立五个结果选项，每个选项会有相应的分值。这五个选项和分值分别设定为：非常满意，2分；满意，1分；不清楚，0分；不满意，−1分；非常不满意，−2分。通过对分值的汇总，可以清楚地分析出护理服务涉及上面所提的几方面的质量评估结果；同时，居家老人护理服务机构也可以清楚地了解到哪些方面是需要改进的，哪些方面是需要保持的。居家老人护理组织或机构可以根据其规模、客户的种类、服务质量评定的目标以及组织自身的质量管理计划来设定客户满意度调查的内容和评价方法。

除了总体的顾客满意度调查之外，居家老人护理服务机构还可以进行定期或不定期的单项护理服务品质的调查。例如，每季度对客户摔倒或感染的预防进行调查，可能时隔半年对护理人员的居家清洁服务做调查等。要让客户客观地表达对服务的满意程度，要充分收集正面和负面两方面的评价信息。有些居家护理机构还会设立客户关系流程（包括总体服务及护理服务），其目的就是为了尽可能详尽地收集到客户对服务的不同方面及角度的评价信息以及建议，这些对于服务质量的保持与提升都是非常有益的。在居家老人护理服务的官方网站上，可以专门开辟客户对于护理服务品质的反馈和建议的空间。

质量管理是居家老人护理服务管理的核心，也是居家老人护理服务组织或机构管理者最为关注和努力的方面。老人护理服务管理由于其自身的特点，决定了其质量管理的共性和特点；而老人护理服务在居家环境下进行时，会有更多的管理上的可变或不定因素：有些管理问题是来自管理者自身的能力，如团队管理能力水平问题，专业能力对于管理、工作体系的制约等；有些则问题是来自员工，如专业技能水平不高等；有些则是由于客户的原因，如不认同管理体系，对于服务满意度的不同认知等；还有些问题就是居家环境下老人护理服务自身特有的问题，如客户需求的多样性，护理环境的多样性，交流与监管的障碍等。另外，管理者还不得不面对居家老人护理环境下各种风险对于整体业务的负面影响。所以说，居家老人护理服务管理是一个比较复杂而精细的工作过程。

居家护理（Home Care）服务常用质量指标

常用质量指标：

不适当的饮食	体重下降	脱水
长时间没有进行医疗检查	缺乏康复护理	摔倒
脱离社会交往	谵妄	消极情绪
日常较为剧烈的身体疼痛	不适当的止疼措施	忽略或虐待
受伤	没有接受流感疫苗	住院

没有改善/时有发生的质量指标：

失禁	褥疮/压力疮	日常生活活动缺损
认知功能缺损	交流困难	迷糊

第九章

居家老人护理服务市场营销

居家老人护理服务的市场营销，对于保证居家老人护理服务组织或机构的良性运转非常关键。市场营销是一种投资，这种投资的回报可能是市场营销业绩、知名度、口碑、服务和企业品牌。一种服务，尽管拥有很好的内在品质，但如果不能让消费者知道，这个服务也会是短命的。

市场营销是将居家老人护理服务的理念、价值、愿景以及实际的服务等向客户准确地表达出来，向客户传递各种支持性的信息，让客户清楚为什么要选择你的服务的过程。

第一节　了解老人护理服务市场

一、老人护理服务市场的特点

老人护理服务与其他服务性行业相比，有着共有的市场营销模式。它必须要制订一整套的市场营销计划和实施措施，这些计划或措施是市场营销中大都通行的，同样也适用于老人护理服务行业。而老人护理行业又有很强的独特性，这种独特性也要求老人护理行业必须拥有自身独特的市场营销模式。要想形成出有效的老人居家护理组织或机构市场营销模式，首先就要准确地了解老人护理市场的独特性，充分了解客户的需求，准确确定服务市场和服务客户——这是成功的老人护理服务市场营销模式的关键。老人护理服务市场的独特性体现在以下几个方面。

（一）独特的客户群体

老人护理服务宏观的客户即服务对象是从 60 岁一直到 90 岁（或以上）的老人。随着目前整体生活水平的提高以及战乱的减少，人的平均寿命会继续有较大的延长，因此，社会中老人人口仍会逐年增加。

从整体经济上看，老人人口是一个消费群体，而不是社会价值的直接创造者。一个社会的福利的三分之一是由老人分享的。从财务状况来看，老人的财务状况相对稳定而独立，一般情况下，老人的财务状况不会出现"大起大落"现象。从消费角度来看，老人的财务状况、生活品质以及习惯，决定了老年人的消费一般会比较理智，并且消费的针对性强，看病以及医疗保健方面的消费占其总消费的重要比率。

理论上来讲，老年群体经历了从年轻到退休的几十年的工作，这实际上也是自我财富的积累过程，为此，在一个成熟和稳定的社会体制中，老年群体应该是一个相对富有的群体。

（二）认知的独特性

人一般会习惯于自己熟悉或经历过的事情，对于不熟悉或没有经历过新的事物，接受起来一般都需要有一个过程，这个过程一般是抽象的认知和亲身经历相交的过程，这种情况适用于我们每个人。但是，老年群体对于一个新的事物的接受可能会更加有别于其他的年龄群体：首先表现为固守原有的认知或习惯；其次是当他们想要接触或接受新的事物时，他们常常会感到困惑茫然，因为过去的经验或经历对于新的认知几乎毫无参考价值。例如，新技术、高科技广泛地运用到我们日常生活之中，而这些高新技术产品在日常生活中的使用，是建立在对新知识领域的学习而不是建立在过去的经验上。实际上，这里最大的问题就是老年人不能准确认知新的事物。原因有以下几点：

1. 与社会接触的范围缩小，所接触的信息范围以及信息的种类有限。

2. 被动的信息获取更多，主动的获取以及经历的行为减少。

3. 对于信息渠道筛选以及辨别的能力下降，家人与朋友是主要的所谓真实信息的来源，而随着信息来源的减少，老年人被不真实的信息包围或困扰的可能性就增大。

4. 自身身体原因造成的认知能力问题。

5. 社会发展过快以及新事物的快速更新换代，使得老年人判别事物的标准逐步迷糊，所以保守而抵触的思维在老年人中很常见。

"不在其位，不谋其政"。当人参与到社会的各类功能性工作时，他们所获得的信息往往是较为客观、真实的，获得信息的渠道也是多样的。对多重信息加以验证，就比较容易获得一个较为可靠的结果；另外，人独立而主动地思考问题的机会更多。当人离开社会的各类功能性工作环境时，他们所能获得信息资源的"能力"马上就降低了，对于一种事实的判断会明显缺乏必要数量的信息支持；再加上所谓过去经验的误导，从而使老年群体对于目前社会出现的许多事物表现出茫然或者误判。

（三）老年护理服务群体等次的规律性

尽管老人护理客户年龄跨度较大，如果对护理服务进行专业细分，客户的层次还是清晰可见的。例如，居家老人护理组织或机构的服务是建立在一般性辅助支持上，客户的年龄段大都在 65 岁至 75 岁之间；如果居家老人护理组织或机构的服务是中级或以上水平的护理级别，则客户的年龄段大都在 75 岁至 85 岁之间。这两个客户年龄层次具有服务客户群体约 70% 的代表性。当然，这些数字还会因不同地区老人平均寿命水平的不同而有所差异。

（四）客户健康水平的规律

随着医疗水平的提高，目前老人群体的健康水平的总体趋势基本上可以预见到。常见的正常的老年疾病以及像失智症等这样非正常的老年疾病的，其产生有不同的年龄区域、性别以及地区差异等，这对于护理服务层次的定位都是非常重要的。例如，中风的客户大都在 70 岁以上，80 岁以上老人患有失智症的比例明显高出 80 岁以下。60~70 岁是肺癌较为集中的患病期。再如，冬季是老人心脑血管疾病频发的季节，春秋季是老人容易发生摔倒的季节。

了解老人群体的市场特点，有利于对居家老人护理服务组织或机构准确地确定市场营销策略，精准地锁定服务客户，同时也有利于对资源进行有效的平衡和利用，从而保证护理服务有效而良好的运营。

（五）居家老人期望获得护理服务的影响因素

1. 客户真正的需求。由于客户年龄、健康水平、家庭照顾等原因，使得客户——居家老人的需求成为一种保证自我正常生活品质的不可缺少的因素。这类需求应该是一种相对稳固而长久的需求。客户对真正需求的认知对于整个居家老人护理组织或机构非常重要，它是护理服务经营战略是否成功的最为基本的基础。对于客户需求的认知应该是完全客观的，而不是简单地依据某种趋势、自身的资源以及过去的"成功"的经验。要以专业知识和经验为依托，站在客户角度来体验、学习居家护理环境中客户的期望和感受。满足客户真正的需求，是组织或机构发展的方向标，也是居家老人护理服务市场营销战略中的首要方面。

2. 可负担性。对于老年客户而言，他们的收入或支出基本上保持在一个稳定的水平。老人护理服务可能涉及多方面、多层次的方方面面，随着客户的衰老，护理服务的总体水平也在逐步提升，所涉及的护理支出也会相应增加。一个老年客户往往要经历一个较长的护理服务的过程，短则数月，长则一二十年。所以，客户对于居家老人护理服务的可支付性就成为客户是否购买护理服务所关心的第二个因素。

3. 服务的适用性。居家老人护理服务的形式和内容都是有所区别的。多层次的服务就出现在市场不同类型的居家护理服务机构，前者可能是基本生活服务、非医疗老人健康护理、老人医疗健康服务等；在这些类型服务的基础上，又可能出现进一步的服务细分。服务的细分是行业发展明显的标志，它表现在更加准确地满足客户的特定需求。

4. 护理服务的适时性和持续性。这主要表示为客户能够及时获得服务，并能够保持获得持续的服务。这既是一个护理服务机构的质量目标，更是一个护理服务机构给予客户的一项承诺。

5. 护理服务的专业化。老人护理服务的从业者必须清楚老人护理服务是一项专业性服务，这是一项不仅仅依靠爱心、热情以及激情就可以胜任的工作。它需要专业的知识和经验，作为这项服务实施的基础。老人护理机构组织或机构的管理者和工作人员要向客户表现出专业的职业素养，这样才能使客户及其家人对服务产生可依赖感。

6. 护理服务的个性化。居家环境、客户健康状况、客户的家庭情况等因素，决定了居家老人护理服务的需求必定是多样性的。客户个性化的需求，更加体现了客户在生活品质方面更高层次的期望。

7. 护理服务的方便性。这主要表现为客户容易获得护理服务机构的信息、反馈及支持上。具体可能表现为：客户方便登录护理机构的官方网站，容易获得和理解护理机构的有关信息、政策、程序等，能够方便的沟通和获取服务，可以安全简便地支付护理费用等。

8 服务的舒适感。这主要表现为一种舒适的感受，表现为始终将客户的需求和感受作为服务导向。礼貌地交流，对客户尊敬，恪守服务承诺，减少低级或重复性错误，良好的职业操守等，都会使增强其客户对于服务的信赖程度。

另外，老龄客户还会渴望信息的透明性，服务中还会涉及护理产品使用的安全性、稳定性和易操作性等。

二、谁是居家老人护理服务的客户

要回答谁会成为一个居家老人护理服务组织或机构的客户，这首先就要回到前面章节讲到的组织的使命、价值和愿景。这三项东西决定了一个组织的样式、发展趋势和目标，它们也预示了谁将成为一个组织或机构的客户。

（一）老年人

目前中国有 2 亿多 60 岁以上的老人，这个数字还在逐年增加。从宏观角度来讲，老年人群体总体都是居家老人护理服务的客户，至少是潜在的客户。对不同需求层次的满足决定了不同的客户。作为居家老人护理服务组织或机构，应该依据自身的服务和资源来锁定自己的客户层次和群体。居家老人健康护理服务（医疗性）的客户涉及面比较广，从刚刚退休到 90 岁以上的老人都可能包含在其中。这些客户可能要面对健康问题的不同程度的医疗治疗、医疗介入、医疗康复及理疗等。居家健康护理服务（非医疗）的客户一般是 70 岁以上的老人，较为集中的是 75～85 岁的老人，这些老人一般需要在日常生活活动（ADL）上获得不同程度的支持。居家生活支持服务的客户一般是"空巢"且年龄在70岁以上的生活可以自理的老人。对于客户层次的理解，有利于更准确地向自己的客户提供服务，这也是居家老人护理服务市场战略的基础问题之一。

（二）客户家人

我们常常会问这样一个问题：居家老人护理服务的客户是老人吗？宏观回答是肯定的，但准确的回答应该是：不一定是，或肯定不是。北京一家老人护理公司专门对其几百个客户服务咨询来电进行统计和整理，分析的结果表明：没有一个来电的是直接打自需要服务的老人，有12%的来电是需要服务老人的配偶或同龄的朋友打来的，而88%的服务咨询来电是打自老人家中的子女以及儿媳或女婿。后来的统计还发现，将近60%的护理服务费用是通过客户子女的账户支付的。这就说明，居家老人护理服务实际的需求者是老人，而总体上讲，绝大部分家庭中，老人的子女对于是否购买居家老人护理服务起着绝对决定的作用。

（三）社区

社区是老人护理服务的基本存在单位。社区是政府的最基层的组织，它担当着政府对于社区居民各项的责任和义务。老人服务的是社区服务的主要工作责任之一，这些工作包括执行政府整体的养老政策，实施或扶持社区的各种类型的养老服务建设，对于社区养老服务的规划、监督、教育给予指导性支持等。另外，对于无收入、低收入、残障老人的关照和帮助也是社区服务必须担当的义务。

作为居家老人护理服务组织或机构，要视社区为服务的合作伙伴。这里主要表现在：向社区提供一般性的居家老人护理服务，完成来自社区的老人护理服务的"政府采购"，向社区提供必要教育和咨询服务等。与社区建立良好的合作关系，还便于居家老人护理服务组织或机构通过一手信息直接获得的客户，也有利于居家老人护理服务在社区长期而多样地发展。此外，机构良好的口碑也容易在社区层面扩展。

（四）医院以及医疗机构

从早年居家护理服务的发展来看，居家老人护理服务本身就起源于一种医院服务的延伸，所以，它与医院和医疗机构本身就有本质的联系。居家老人护理服务的客户，较大部分是完成医院的诊治后转到居家环境进行康复、疗养的。居家老人护理服务组织或机构与医院及医疗机构建立良好的合作和信任关系，可以直接获得来自医院或医疗机构的转介客户和有关信息，从而成为居家老人护理服务客户来源的渠道之一。

第二节　有效的市场营销战略

一、有效市场营销战略的制订

居家老人护理组织或机构的市场营销战略，要结合组织的价值、使命愿景以及发展规划来确定。有的组织的总体发展目标是建立大规模居家老人护理组织或机构连锁经营模式，有的组织或机构专长于居家老人医疗护理服务，有的组织或机构主要侧重于为半自理或不能自理的居家老人提供护理服务，而有的组织或机构只关注居家老人生活支持方面的服务。所以，不同组织的价值、使命和前景规划，决定了一个组织的市场营销战略。

1. 居家老人护理组织或机构市场营销战略的制定，应该考虑以下几个方面影响因素：

（1）期望的发展目标。短期、中期的目标是什么？

（2）期望的发展规模。短期、中期的目标是什么？

（3）目前的市场现状以及可能的发展趋势。

（4）护理服务机构的服务定位及目标市场。

（5）短期、中期护理服务机构资源的配置规划。

（6）短期、中期的营销计划和策略。

市场营销战略清楚地勾画出居家老人护理服务组织或机构从一个阶段到另一个阶段的发展，最后达到最终的期望目标。所以，市场营销战略的实施也是一个阶段性的工作。从一个组织或机构初期小规模的运作到后来拥有成百上千的客户，这些都是在组织的市场战略中一步步走过来的。

2. 在居家老人护理组织或机构业务发展阶段中，组织最为关心的问题如下：

（1）整体投入资源是否具备可持续性？

（2）服务定位是否准确定位于市场？

（3）预期项目整体运作的难点是否逐步得到解决？

（4）组织的自身优势是否能够得以充分发挥？

（5）市场运作以及机构内部的管理是否模式化？

（6）市场营销是否达到预期目的？

（7）人力资源开发、管理以及储备是否满足机构短期、中期以及最终的发展需求？

（8）内部的资本运作是否良好？

（9）整体的市场趋势是否变得更加清晰？

（10）市场的竞争程度如何？

市场营销战略的制订一定要以一些具体实际的资源和信息为基本保证;市场营销战略如果过多地建立在假设的基础上,这种战略最终达到目标的可能性会大大降低。例如,如果一个缺乏整体专业技术水平以及经验的居家老人护理服务组织或机构将自身的服务客户直接定位于医疗或健康护理,这种营销战略与组织或机构的资源能力就是冲突的。居家老人护理服务需要大批的护理人员来实施具体的服务,如果一个组织或机构没有一个完善的员工招聘和培训机制,就很难在居家老人护理服务市场进行大规模的市场扩展,提供最为基本的保障。有些组织或机构尽管有着雄厚的资金,但它们同样不能回避在居家老人护理服务行业中由于管理技能缺乏、员工短缺、行业经验不足等而给市场营销战略的建立带来的困惑,这里最容易被忽略的是服务的管理成本问题。所以,居家老人护理市场营销战略的制订要与组织或机构的总体的战略目标以及具体的资源能力进行有效的结合。

二、实施有效的市场营销

(一) 网络市场营销

据中国互联网络信息中心(CNNIC)发布《第 40 次中国互联网络发展状况统计报告》,截至 2017 年 6 月,中国网民规模达 7.51 亿人,互联网普及率为 54.3%,我国网络用户购物规模达到 5.14 亿元。

中国电子商务市场的迅猛发展,首要的原因是由于互联网的普及,网民数量的持续增长,网民购买力提升,客户线上商业信息搜索以及消费习惯的养成,为网络商务奠定了良好的用户基础。其次,目前传统企业纷纷向电子商务转型,拓展了网络购物的品类和渠道。线上产品的丰富,线上和线下的互动,提升了用户的购买体验。再次,网络市场产品或服务的宣传与推广更加贴近客户，客户非常容易获得网络市场的营销信息。最后，移动互联网的发展和智能手机的普及，促使移动支付、移动购物快速增长，手机端和 PC 端的应用互补，促进了电子商务市场的发展。

1. 居家老人护理组织网站的建立。老人护理是以服务性产品形式出现的，要想让客户清楚地了解居家老人护理组织或机构的服务，就需要让客户充分了解居家老人护理组织或机构外在（硬件）和内在（软件）服务内涵，让客户清晰地了解老人护理服务与客户自身需求的本质关联。长时间以来，人们将居家老人护理服务与医院的医疗服务视为一体，而不是与一般的家政服务混为一谈。居家老人护理组织或机构网站要成为展示自身的主要介质或窗口，在建立居家老人护理组织或机构官方网站时，要结合老人护理和居家老人护理组织或机构的特点，尤其应该注意以下几个方面：

（1）明确展示组织价值、承诺和愿景。

（2）简要清楚地说明居家老人护理组织或机构主要的服务内容、服务对象以及服务的选择等。

（3）要让客户能在短时间内清楚地了解居家老人护理组织或机构的服务特色和特点。

（4）结合自身的服务内容，登载一些专业性和实用性的护理文章以及相关小常识等，可以采用多媒体的形式向客户介绍护理知识、护理服务或产品等。

（5）可以贴出一些比较具有代表性的、客户真实的服务反馈，例如患有失智症或长期卧床客户的反馈；如有必要，可以使用视频功能，以增强真实感。

（6）网站要有互动功能，客户可以随时在线上或线下获得所需要的信息。目前有很多商家的网站都设立了 24 小时人工应答服务。

（7）设立在线支付服务，特别是规模较大的居家老人护理组织或机构。

（8）加入 O2O 的营销模式，使服务营销在线上与线下产生良好的互动。

（9）网站内容要真实、简明，不一定必须面面俱到。要容易理解和操作页面；颜色要沉稳而不花哨；在使用照片和某些文章时，一定要考虑版权是否得到授权的问题，否则会造成负面宣传的作用。

（10）网站必须由专人负责，网站内容要时常更新，不要出现"僵尸"网页。

（11）网站的广告或赞助标识不要过于突出，要更加突出、体现网站的专业服务信息。过多的广告展示可能会使访问者感到困惑或产生反感；

（12）网站要有员工招聘的内容并经常保持内容的更新。

2. 居家老人护理组织网站营销内容。居家老人护理组织或机构建立的相对专业的网站不同于一般的综合性网站，它的访问者大都浏览目的非常明确，大多是因寻求服务、服务咨询、了解居家老人护理组织或机构、学习知识、业务合作以及应聘等目的而来的。所以，居家老人护理组织或机构的网站要以客户访问效果为考量，而不能只简单考虑网站的点击数量。居家老人护理组织或机构网络营销包括以下内容：

（1）向注册的会员以及相关社区、合作单位、媒体定期发送电子简报或通信。

（2）在网站中建立一个论坛，可以经常性地提出一些有针对性的话题来让大家讨论，可以请一些专家参与一些专业性的讨论。

（3）应使居家老人护理组织或机构的官方网站链接信息显示在居家老

人护理组织或机构的来往信件（包括电子信件）、宣传材料及物品、名片、合同等载体的所有文字资料中；

（4）要经常检查网页中的服务订单以及电子支付功能是否正常运作。

（5）提供护理服务咨询。

（6）可以定期举办网络研讨会、视频培训等。

（7）制造一些事件，如以重阳节、中秋节、母亲节、父亲节等为主题，进行有奖文章征集或网上知识竞赛等活动。

3. 网络推广。网络推广和宣传是目前流行的市场手段之一。网络推广的目的是提升居家老人护理组织或机构在社会上的关注度和知名度。居家老人护理组织或机构是很平常的专业服务性单位，盈利模式以及规模基本固定，再加上机构规模一般也不是很大，所以也就不可能用大量资金投入在市场推广上。为此，如何有效利用有限的资源，最大限度地提升机构的关注度和知名度，是居家老人护理组织或机构市场人员面临的挑战。

（1）付费网络推广。这是目前在各大搜索引擎（如百度竞价推广等）广泛使用的有偿网络推广服务。它是以搜索关键词方式，根据付费水平来确定在搜索网页的排名；排名越靠前，客户越容易搜索到要推广的网站，当然相应的付费也越高。有时网络推广的价格是通过竞价方式来确定的，这一般是因为同时存在很多相同或类似关键推广词的商家，故采用竞价方式进行网络搜索结果展示次序排名。由于网络推广是以点击次数来计算收费，所以网络推广的资金投入也很可观。为此，为了防止过多的点击以及一些盲目甚至恶意点击，一方面可以根据居家老人护理组织或机构自身服务的特点，精准选择最能代表其服务或机构的关键推广词；另一方面，可以采用设定每日投入网络推广最高资金限额的方式来控制；此外，在机构网站后台，要定期要对一些关键推广词点击者搜索机构网站的 IP 地址、内容和停留时间等进行统计和筛选，逐步筛选出推广效果较好的关键推广词。还有，网络推广还要根据居家老人护理组织或机构不同时期的不同需求，灵活调节网络推广资金的投入量，这样才可以使有限的资金投入达到最大效果。居家老人护理服务需要精细的管理，付费网络推广是一项成本较高的推广手段，居家老人护理服务的市场营销不可过于依赖这类的市场营销手段。

（2）社会公众服务性网站推广。这种网站一般是免费的综合性的，有些知名的网站会有一定的收费。国内类似网站如 58 同城等。这类服务性网站包含各个方面的信息，网站的浏览量很大，因此，居家老人护理组织或机构可以经常在这类网站上张贴机构服务和招聘的广告。经验告诉我们，长时间、高频率地在这类网站登出广告，可能会产生所谓的网络"快照"，即由于在网络上频繁被浏览，从而在一些主要搜索引擎中自动产生信息搜索内容。

（3）公共社交网站推广。这种网络市场推广还是以免费软广告形式为主。居家老人护理组织或机构可以经常在一些社交网站上的群、组、论坛中发表一些观点、看法。在国内，类似的网站有领英（Linkedin）、（新浪或搜狐）微博、豆瓣、QQ 等。有些组织或机构在一些公共视频网站（如优酷等）登出一些专业服务讲座视频，目前有些还出现在免费在线广播平台，供大家分享。这是网站的"软性"营销推广，它并不是以推广居家老人护理组织或机构的具体服务作为明确的目标，而是通过知识的普及、专业问题的观点以及对于老人护理服务问题给出解答等，来逐步提升网民对居家老人护理组织或机构的关注度。

（二）智能手机网络营销

截至 2017 年 6 月底，我国手机用户数达 13.6 亿，智能手机用户数量已达 6. 55 亿人。手机网民规模达 7. 24 亿,手机网民占比达 96. 3%。与过去一般桌面电脑网页形式的营销模式相比,智能手机在市场营销方面表现出更有主动性、多样性和高效性的特点。

目前手机的市场营销广泛通过使用 APP(第三方应用程序)方法来实施。APP 的使用比现有任何一种宣传销售活动都简单、灵活,客户只需扫描商家二维码即可下载该商家 APP,将商家各种信息一网打尽。客户随时随地只需在手机上点击商家 APP,即可看到服务提供商即时的信息。管理者随时随地用手机或者是电脑都能发布、管理营销信息,查看实时的营销数据。

养老问题已是目前中国备受关注的话题之一。由于中国的养老行业还处于初级发展阶段,无论客户还是养老的从业者,都希望能获得准确、专业、快捷的各类养老资讯,APP 的使用恰恰满足了这一需求。居家老人护理服务组织或机构运用手机 APP,能以最低的广告成本获得最佳的推广效果。与传统的广告以及网络推广形式相比,手机 APP 广告无需按点击和播发次数付费,其图文并茂、形象生动的广告表现形式,无论是费用还是效果方面都比传统的广告更胜一筹。APP 的使用还可以提升护理服务组织或机构与客户的互动,客户直接接触服务提供单位信息,更便于了解提供的护理服务细节,有利于增强彼此的互信。

除了使用 APP 之外,居家老人护理组织或机构还可以广泛使用手机社交软件,包括微信、QQ 等。目前最大的国内社交平台微信已逐渐成为一种社会多样性的社交平台。微信平台的营销形式有很多,例如建立专门用于居家老人护理的服务群、开设服务机构自己的微信公众号、开通在线课堂等;通过在这些社交媒体中建立或参与专业的护理服务交流、互助、学习群等,来增加潜在客户并提升组织或机构的知名度。微信公众号是在社交媒体中使用的较为有效的营销手段，居家老人护理服务组织或机构可以通过微信公众号定期向手机网络用户发送一些信息，让更多的手机用户了解老人护理服务，同时还可以通过增加手机用户微信公众号的订阅人数来积累和发展自己的客户。

在智能手机的市场营销中，居家老人护理服务营销团队要清楚：简单而直接的服务或产品推广在这个领域的实效并不大；就是说，过于强调护理服务细节或护理服务优势，智能手机的客户不一定能准确地理解。因此，居家老人护理服务组织或机构应该更加着重强调老人护理服务教育方面的推广，特别是专业性护理知识、技能方面的教育推广。要对客户或同行感兴趣的一些挑战性问题提出自己独到的专业见解和认知。这样，就可以直接提升客户对组织或机构的信任度，同时还能提升自己在同行中的专业知名度。

（三）口碑与品牌营销

口碑相传是服务行业的特征之一。同样，口碑和居家老人护理服务营销有非常大的联系。口碑实际上就是客户对服务品质真实而综合的评价。口碑营销是指居家老人护理服务组织或机构通过参与活动，来获得来自政府、社区以及社会多方面对于其服务的正面认可和评价。居家老人护理服务组织或机构可以通过整合自身的资源来实现口碑营销的目标。始终向客户提供优质的护理服务，是口碑及品牌营销最为基本的前提。口碑以及品牌营销的其他方面可以展开说明如下：

1. 始终对客户以及潜在的客户保持真诚、友好和礼貌的态度，要将"谢谢"时时挂在嘴上。

2. 对老客户、新客户以及潜在客户要一视同仁；准确回答客户提出的问题；认真倾听客户，从不与客户争执。不要拖延和怠慢客户，及时解决护理服务中出现的问题或疑惑；对于护理服务可能出现的失误或误解，要及时纠正并取得客户谅解，必要时应向客户客户表示歉意。

3. 与现有以及潜在客户保持经常性的联系，经常性地对他们进行慰问并提供护理服务信息，始终与他们保持近距离的友好关系。现有客户是口碑相传的基本元素，要与现有客户保持绝对流畅的沟通。护理服务也可以经常性地给予客户一些关怀甚至是"惊喜"，如与客户一起过生日、让客户参与护理服务机构组织的活动等。

4. 对社区的教育支持。配合社区服务工作，向社区宣传相关的健康保健、护理康复知识和信息，向社区无偿提供居家护理服务的咨询支持等；

5. 在专业领域以及服务独特性方面做出明显的努力。例如，定期发表专业性论文或文章，向权威的行业管理部门递交有专业性的建议，出版专业书籍和文献，组建或参与专业性组织或权威性会议等。

6. 树立知识产权保护意识，建立服务的商标、标识。要使服务标识、电话、网址等容易记忆。

7. 建立一支擅长网络技能的营销团队。目前，大多数流行的市场营销手段都集中在网络营销中，因此，建立一个有效、专业的网站，充分有效地利用网络营销手段，对于护理服务组织或机构的品牌宣传以及口碑的建立至关重要。要保持在网络社交媒体的活跃度。

8. 运用网络和智能手机来提升护理服务组织或机构的知名度和影响力。特别是运用智能手机的营销功能（APP、微信等），在专业教育、企业宣传、服务推广等方面来提升口碑、扩大品牌知名度。

9. 组织或参与一些社会性的护理服务知识竞赛、技能大赛等活动，来提高自身服务的知名度。

10. 经常性收集和整理来自客户和员工的真实感人的实例或意见反馈，

在网络及社区中进行传播。

11. 对于经常参与、支持护理服务的组织或个人表示感谢。在一些特别的节日或假期，经常向那些曾经支持或帮助护理服务机构的组织或个人发感谢信（卡）、寄小礼物或优惠券，或者邀请他们参与护理服务机构组织的活动等。

（四）品质营销

在老人护理服务中，一般客户对于护理服务的关注首先表现在服务品质上。一般情况下，客户在没有亲身体验护理服务前，对于护理服务品质的信任一般是建立在两个方面：口碑和经验。当客户没有口碑的信息资源时，他们基本上就是依据经验来判定服务品质的优劣。一份调查分析表明，客户询问护理服务的来电一般是 20～30 分钟，有些会达到一个小时；其中 60% 以上的来电时间是客户希望了解护理服务机构可能给予的护理服务建议或方案。这个过程实际上就是客户对于护理服务机构专业服务品质表达方面的判断。客户或家人希望获得护理服务之前，他们首先要看护理服务机构如何展示专业服务品质。从文字角度看，这类展示还可能有护理服务机构以及服务的介绍或宣传资料，也可能会有一些视频的展示。而客户及其家人可能会更多地希望能够与护理机构"面对面"具体探讨护理服务的内容及细节。例如，一个中风客户需要护理服务，客户以及家人首先要聆听来自护理服务机构对于这位客户多方面的专业认知，这可能包括护理服务机构对于中风疾病的理解和认识、对于具体中风客户的特别考量、机构能够向客户提供的服务资源等。这个过程就是服务品质营销。

1. 品质营销的表现。服务品质营销是以服务的专业性作为营销手段，就是把服务的专业性的一面展示给客户及家人，服务品质营销专业性的方面可能表现为：

（1）对于老人疾病的认知与理解。如某些疾病的起因和治疗手段等。

（2）对于老人护理服务的了解。如各种疾病的护理流程和程序以及康复手段等。

（3）护理服务品质的保证与提升。这涉及不同的管理政策、制度和程序等。

（4）对于具体客户预期的护理服务的资源配置或计划等。

居家老人护理服务与机构老人护理服务有个明显的区别，那就是工作场所的不同。机构老人护理服务至少可以有一个客户可能获得服务的特定的护理环境，客户可能能够通过软硬件观察、交流来初步做出一个服务品质的判断；而居家老人护理服务不可能有这种条件让客户做出服务品质的判断，所以居家护理服务机构最初的服务品质营销是客户是否选择护理服务非常重要的因素之一。

居家老人护理服务品质营销不是简单地向客户介绍服务优良，而是用专业的知识和考量，站在客户的角度来展示其服务品质的，这样可以使客户更容易对护理服务机构产生安全感和信赖感。

居家老人护理服务品质营销需要市场营销人员具备良好的老人护理专业知识和经验作为基本的支撑。这就要求居家老人护理组织或机构主要负责人、管理者以及营销人员除了要清楚理解组织的价值、使命和愿景之外，还要清楚地了解护理知识和质量管理细则等，同时最好应该拥有一定的护理服务一线的工作经验；只有这样，市场营销才能清晰、准确地表达居家老人护理服务价值和品质的所在。

2. 员工的市场营销。居家老人护理服务的员工实际上也是市场营销的主要角色。这种市场营销的角色主要表现在以下三个方面：

（1）员工是居家老人护理服务组织或机构价值和品质服务最早的接受

者。严格遵循规章制度和程序流程是员工向客户实施优良品质服务具体的工作表现，所以，员工是组织或机构服务价值和品质最为基本的展示者。

（2）在老人护理服务中，护理服务的经验不仅仅是更好地认知护理工作和实施较好服务品质的基本条件，它也是更好地引导和影响客户的必要技能。

（3）员工是最好的护理服务的口碑或品牌的传播者。员工的职业规范、专业仪表、严谨和积极的工作态度、乐意助人的意识等，都是护理服务组织或机构服务品质的名片。

在居家老人护理服务中，员工一直是非常关键的角色，因此，作为居家老人护理服务组织或机构的经营者或管理者，要特别清楚这样一个在老人护理行业中非常主要的营销理念：员工就是客户。要将员工视为客户的管理理念植入经营和管理工作中，这是居家老人护理服务稳定发展最重要的基本因素之一。

（五）市场营销的其他手段

居家老人护理组织或机构的市场营销要根据每个居家老人护理组织或机构的规模和能力，做重点的市场推广。重点的市场推广可能包括以下几方面：

1. 参与社区公益活动。

2. 参加专业的展览会。

3. 参与专业组织、协会；并尽可能发挥专业方面的优势。

4. 在一些特定的时间，如重阳节、母亲节、父亲节等，进行服务咨询活动。

5. 参与行业内服务技能竞赛，特别是要参与可出现在公众媒体的类似竞赛。

6. 积极参与电视台、电台以及网络媒体等组织的有关养老和老人护理方面话题的讨论。

7. 向社会开放志愿者服务机会。

8. 设立专门的服务项目，鼓励社会各方面有爱心人士捐助。例如资助一个需要护理支持的老人，向居家老人护理组织或机构捐助护理设备，甚至捐助一棵树或一把露椅等。

第三节　居家老人护理服务中社会关系的认定

一、与社区的联系

居家老人护理组织或机构与社区的关系是"功能肢体"的关系，就是说，社区负有政府的社会服务的功能，这些功能中就包含有社区老人服务，其中包括老人护理服务——这里一般会有居家老人护理服务和社区老人机构护理服务。所以说，无论是公立还是民营的居家老人护理组织或机构，其服务功能绝对是社区服务不可缺少的部分。从市场来讲，社区既是居家老人护理组织或机构市场推广的平台，也是主要的服务对象，因为许多客户实际上就来自社区，社区的部分政府"外包"服务也是由居家老人护理服务组织或机构承接的。

良好的服务口碑是居家老人护理组织或机构在社区推广的基础。居家老人护理组织或机构与社区的互动，对于居家老人护理组织或机构而言，也是一个展示自己服务理念、价值以及品质的机会。居家老人护理组织或机构可以参与社区有关活动，利用社区资源承办一些活动；同样，社区也可以分享居家老人护理组织或机构资源，包括活动项目以及一些对外展示的相关护理服务等。有些大型社区可能会有自己的信息发布系统，这可能包括社区报纸、社区宣传手册、广告栏。另外，社区服务中心也是社区居民活动最为频繁的地方，这些都有可能成为居家老人护理服务市场宣传和推广的关键点。

二、与政府的关系

居家老人护理组织或机构要与政府相关部门达成一种合作性关系，特别是社区一级的政府行政机构——社区服务中心以及社区政府非行政管理机构——居民委员会等。这些政府机构是与居家老人护理服务可以直接联系的行政部门，政府要保证这类部门在居家老人护理服务中给予正面的积极支持或影响。居家老人护理服务与政府的关系具体表现为以下几方面：

1. 行政管理关系。主要是居家老人护理服务在工商、税务和民政方面的合法程序的审批以及行政年度检查。

2. 接受并实施配合政府社区服务。这主要是涉及在社区老人护理服务方面的对外采购或护理服务外包，可能包括以服务项目为导向的外包服务或对政府服务代为管理经营的外包形式。

3. 随着居家老人护理服务业务的进一步发展，社会医疗、养老保险、长期老人护理保险等将逐步进入居家老人护理服务中。为此，老人护理服务组织或机构还要进行这些社会保障服务的报销工作。

4. 居家老人护理组织或机构可能还会做政府以及社区的护理服务管理以及专业服务教育和培训工作。

5. 居家老人护理服务组织或机构是社会养老最为基本的服务层面，来自它们的建议和呼声，对于政府制定社会养老政策、法规以及决策会起到非常实际的作用。

三、与社会相关组织以及机构的联系

这里所涉及的组织和机构，主要是与老人护理服务有关联、有合作关系的专业或专项组织或机构，特别是指一些行业协会、专业协会、专业学会、专业研究机构或组织等。这类组织或机构有利于居家老人护理组织或机构及时了解行业的发展趋势以及新技术在老人护理的应用、管理和专业技术推广等信息；通过参与这类组织或机构的活动，可以有效地提升组织或机构自身的专业管理和技术能力。

参与行业组织或机构活动，有利于同行或相关行业的良性互动，甚至达到资源互补的效果，同时还可以有效地维护护理行业从业人员的权益。当一个市场逐步趋于成熟时，行业组织或协会的作用就凸显出来；这类组织的作用不应该是以垄断为导向，而应是对于整体行业起着公平、推广、监督、检查、维权、专业管理和教育等职能。

除了专业和行业组织之外，居家老人护理组织或机构还有必要与一些大专院校、教育机构保持紧密的联系，这样一方面可以进行护理专业方面的互补，另一方面可以有计划性地进行人力资源的储备工作。

关系是一个严肃的话题。我们每个人以及每个企业的成功与失败，往往并不是钱的问题，也不是智商问题，而是与我们是否把我们所经历的各种关系处理好有着直接关联。居家老人护理服务会经历各种关系融合，只要清楚自我的价值、本分的职能以及愿景和使命，就不会被各种混杂的关系所迷惑，造成自我迷失。

第四节　居家老人护理市场营销应注意的方面

1. 居家老人护理组织或机构的盈利模式相对比较单一，服务的盈利率也相对稳定，服务毛利率一般为15%左右。服务品牌或口碑的建立是个时间累积的过程，因此，居家老人护理服务一般不鼓励大规模市场推广活动；从营运成本考量，甚至不鼓励在大众媒体上进行独立的推广行为。重点的市场推广（定点的时间、社区、事件、会议、展览等）更加适用于老人居家老人护理组织或机构；特别是在居家老人护理组织或机构运营初期，较为频繁的重点市场推广有利于短期客户量的增长。当整体经营逐步趋于稳定后，居家老人护理服务组织或机构的市场营销战略则需要逐步侧重于专业服务和专业管理，进而体现在行业或市场的影响力方面。专业服务和专业管理水平，决定了一个居家老人护理组织或机构在这个行业中所处的位置和水平。

2. 市场营销必须要与居家老人护理组织或机构的服务品质和管理水平相辅相成，有效的市场营销手段和措施必须建立在相应的软件、硬件服务基础之上。准确地掌握客户，并不是客户需要什么我们就简单地给予客户什么，而是要有能力去满足和超越客户的需求，这种能力就是专业的服务和管理。这是居家老人护理服务市场营销最可靠的成功保证。

3. 要平衡好市场营销方面的资源投入。每一个营销措施都要有明确的目标，要清楚自己想要得到什么；要对每次营销活动进行评估，对于没有达到营销计划目标的活动要明确问题所在。有时，居家老人护理组织或机构的市场营销可能会出现一些战略方面的迷失，如有些居家老人护理组织或机构在制定市场营销战略时，夸大了政府在行业实际发挥的作用。实际上，政府在居家老人护理组织或机构行业中的作用简单说就是两个：发专业营业执照和年度检查。所以，居家老人护理组织或机构与政府关系方面的市场营销战略应该有一个简单、清晰的路径。

4. 信息透明。信息越透明，越可以减少认知或理解问题。应全面、清晰和准确地向社会和客户发布服务信息，包括服务评估、计划、程序、反馈的手段、价格、客户的权利等，这样从某种角度讲，就是提升了社会及客户对于居家老人护理服务组织或机构的信任度。

5. 护理服务价格不是市场推广的因素。居家老人护理组织或机构的服务成本以及盈利率一般是依据市场和行业规范确定的，护理服务价格行情也基本上是为社会所知晓的，因此，通常将护理服务价格优惠方式作为市场营销手段，在老人护理行业中是不宜提倡的。居家老人护理服务的市场竞争不是靠价格，而靠是服务品质。

6. 专业地实施市场营销活动。对于市场营销工作实施过程中使用的文字、图片、视频等，要做到合法使用；服务的官方网站宣传以及专业介绍要做到清晰、简明、易懂、客观和独特，不要随意使用他人的文字表述、图片或视频资料。要用严谨的文字来表述服务，尽可能不要使用华而不实、吸人眼球、哗众取宠以及浮夸的宣传。

7. 要清楚居家老人护理组织或机构责任与社会责任的区别。居家老人护理组织或机构的责任就是向有需求的客户提供高品质的护理服务和生活支持，以提升客户的生活品质。而居家老人护理组织或机构的社会责任则表现为：向社会展示专业老人护理服务的品质规范、与社会分享居家老人护理组织或机构的资源、向社会的老人护理服务提供必要的支持等。居家老人护理组织或机构参与一些公益活动以及一些养老护理的宣传等活动，既是对社会的回报，也是一种市场营销的方式。居家老人护理组织或机构作为一个商业单位，保持机构盈利以及机构的良性运转是机构管理者最基本的工作目标。在进行市场营销过程中，特别是在配合政府或社区进行相关的宣传和推广活动时，要避免资源误用，要清楚哪些是居家老人护理组织或机构的责任，哪些是政府和社区的工作。例如，政府或社区委托进行的护理服务方面的培训或是帮助进行专业社会调查，居家老人护理组织或机构就应该提供有偿服务或无偿服务，以供老人做出选择，二者性质和质量不同。再例如，政府或社区可能让居家老人护理组织或机构承担一些外包服务，此时居家老人护理组织或机构必须要考虑：服务的开展是否影响居家老人护理组织或机构内部的服务品质，外包服务费用是否合理，等等。所以，市场是居家老人护理组织或机构经营的方向标，挖掘及满足客户的需求是居家老人护理组织或机构市场营销的目标。作为社会责任，支持政府和社区养老事业的建设也是居家老人护理组织或机构应尽的义务，但不是分内的工作。

8. 来自同行业的竞争。同行业的市场竞争是司空见惯的，但是与其他行业相比，老人护理行业有个比较明显的特点，那就是：政府、非营利性组织、营利性组织三者共存于老人护理市场；尽管三者同在政府的相关管理和服务标准监管之下，但在市场竞争方面，营利性组织或机构在提升服务质量、降低营运成本和市场竞争力等方面的压力明显要高于归属于非营利性组织和政府所属的居家老人护理组织或机构。另外，有些投资性公司、金融机构以及其他企业出于资本配置或其他战略的考量，会在养老市场上进行一定规模的投入，这些都会成为中小老人护理服务组织或机构必须面对的挑战。

居家老人护理组织或机构要始终保持良好的专业护理服务品质和管理

水平；在市场推广资源有限的条件下，要有重点、目标明确地开拓和挖掘市场资源；要充分理解客户以及客户家庭的需求，从细节入手。这样，才能确保老人居家老人护理组织或机构保持良性运转。

第十章
居家老人护理服务风险管理

第一节　居家老人护理服务风险概述

作为有效管理的工具，居家老人护理服务的风险管理实际上是质量保证与提升的重要组成部分，它在居家老人护理服务质量管理中起着非常重要的作用。

一、风险管理的目标

风险管理并不像有些人说的如同"加强管理"那样简单。如果居家护理服务中的组织或机构服务中的每个人不清楚、不了解风险管理的实质以及重要性，那么护理服务品质就很难得到保障。无效的风险管理将会给护理机构的服务品质带来重大损失；如果出现重大服务伤害或事故，甚至可能会引起法律纠纷，更严重的还可能被主管部门收回护理服务营业许可执照。因此，居家老人护理组织或机构的风险管理是需要持续评估、监控、改进、提升以及进行教育培训的管理过程。

风险管理的目标是尽可能地降低法律诉讼给组织带来的潜在经济损

失。具体表现为：

1. 降低所有可能引起法律诉讼的事件或服务出现的可能性。

2. 减轻一个事件造成的严重程度。

3. 消除可能给护理服务带来严重风险的因素。

4. 适当保留那些不会造成重大损失的风险。

5. 有效地转移风险。

风险管理与服务质量保证的工作看似有重复的内容，但二者还有一定的区别：首先，二者的工作动机和关注点不一样，风险管理关注于减少可能的风险所带来的损失，质量保证关注于服务质量的进一步提升；其次，风险管理看重法律层面可接受的服务标准水平，而质量保证看重服务所能提供的最佳的水平；再次，风险管理的对象可能是所有客户或员工、时间或环境，而质量保证只针对客户；最后，风险管理常常会运用法律、保险以及其他相对独立的手段来达到减少财务损失的目标，而质量保证往往是采用政策、规章、程序及流程的规范、监督和不断地改进来实现质量目标。在一个组织中，服务质量保证与风险管理的工作并不是完全隔离开的；从管理的效率来讲，质量保证和风险管理工作的有效整合，可以使组织的经营达到更高的水平。

二、居家老人护理服务的风险

风险管理是通过对潜在和实际存在的风险问题的认知，从而实施减缓或消除问题的解决方法，以便提供更好的护理服务。有效的风险管理是一个持续对风险因素认定以及实施正确的预防措施和程序的过程。它是涉及居家老人护理机构中所有学科的工作，有效的风险管理要求居家老人护理机构中所有员工和管理者具有全方位的风险问题认知能力以及执行风险管理程序的承诺。

在居家老人护理服务中，完全消除服务的风险因素只是一个理想的工作目标，真正百分之百消除风险因素是很困难的。与老人护理设施相比，居家老人护理具有更多引发风险的因素，如客户居家环境的局限、客户自身身体状况、相应的护理设备短缺、员工的问题以及其他不可预知的情况等。有些风险的产生是可以主动防止的，而有些风险只能被动预防。但是，风险问题如果是由于护理机构员工的忽略或是护理机构自身服务程序的缺陷等原因造成的，那是绝对不允许的。

（一）居家老人护理服务的风险因素

造成居家老人护理服务风险的原因可能是多方面的，这里可以归纳为以下几种：

1. 客观的居家护理服务环境限制。这些限制可能会造成实施护理服务空间不够，服务程序不能准备实施到位；居家内部的楼梯、台阶以及光滑的地面，都可能会让老人面临摔倒的危险；居家内部的设施品质低下（差的采光、通风、保暖以及厨浴设施），也可能造成客户频繁犯病、感染以及意外的发生。

2. 客户自身的健康原因。客户身体虚弱、视力不清、认知或大脑有问题、需要支持或不能行走、伴有抑郁或焦虑等心理或精神问题等，可能随时出现意外伤害。

3. 员工的专业技能不能达到护理服务的要求。如员工不能清楚地理解工作要求、护理服务的政策、规定工作程序或流程。

4. 沟通与理解问题。客户与护理服务组织或机构的目标和期望要达成一致，就需要双方的良好沟通和彼此理解，否则就很容易造成误解或冲突，这特别反映在护理服务政策、规定以及程序执行不畅方面。

5. 老人护理服务自身特性存在的问题。老人护理服务要面对不同类型客户的需求，工作枯燥而节奏快，经常必须要处理来自客户突发的问题等。护理工作给护理人员在身体、精神和心理上带来的压力都非常大，当这些压力不能得到适度的释放和转移时，就有可能对工作的正常发挥产生影响，甚至可能出现一些意想不到的言行举止。

6. 员工职业道德及个人品德问题。员工出现个人违规问题（如虐待、偷窃等），一方面直接是员工个人道德和品德问题，另一方面也可能是由于组织或机构缺乏严格招聘、培训管理流程等造成的。

7. 护理服务管理不到位。护理服务组织或机构的管理能力低下，无章可循或有章不循，缺乏监管机制，不公平的员工待遇等，都会直接导致服务风险的发生。

8. 风险管理意识问题。风险意识是通过教育、训练和监督而逐步产生的。良好的风险意识有助于认识或化解潜在的风险和问题。缺乏风险意识的组织或企业氛围，就算有一套完整的管理系统，也不能使其充分彰显有效性。

9. 客户自身的问题。来自客户不切实际的期望，客户自身不改的习惯（包括思维、生活起居、饮食、社交等），对于居家护理服务组织或机构的理念、价值以及政策或规章的不认同等，都可能会直接或间接地带来或影响护理服务的风险。

综上可知，居家老人护理服务的风险主要是来自护理服务的管理因素、员工的因素、客户的因素以及居家老人护理服务自身特性四个主要方面。

（二）居家老人护理服务风险的表现

居家老人护理服务风险主要表现为以下几方面：

1. 客户意外受伤。

2. 褥疮。

3. 与摔倒有关的伤害。

4. 感染。

5. 来自护理限制的伤害。

6. 因员工失职而造成的错误用药或错误操作。

7. 客户的错误用药或药物的滥用。

8. 客户不良的过敏反应。

9. 客户与员工之间的冲突。

10. 客户财务的丢失或损坏。

11. 虐待和忽略行为。

12. 食物中毒。

13. 客户因走失而受到的伤害（包括骨折、创伤、脱水以及死亡等）。

尽管居家老人护理服务风险出现的原因多种多样，但其结果都会对居家老人护理服务直接或间接产生负面影响；特别是涉及客户的意外伤害、意外死亡以及虐待等，一旦这类问题出现，就会涉及复杂的责任甚至法律纠纷。一旦责任在于居家护理服务提供方，那么居家老人护理服务组织机构就可能要承担必要的法律责任、履行义务，这不仅会造成财务方面的损失，更为严重的是会失去宝贵的市场和社会信誉。因此，质量管理是组织信誉的保证，风险管理则为组织的安全运营提供了必要的保障预案。

居家老人护理服务组织或机构必须要对风险管理有清楚的理解和认识，要时刻保持风险管理的意识。作为组织的主要负责人以及管理者，不仅应亲自承担风险管理组织、计划、实施和监督的责任，还要将风险管理的意识深入每一个员工头脑中；不仅尽到管理和监督的职责，还要演好影响和教导他人的角色。

第二节　居家老人护理服务风险类型

一、居家老人护理服务的环境风险

居家老人护理服务环境风险的认证，实际上从对客户最初的评估阶段就开始进行了，在客户的档案记录、护理计划以及对具体护理服务的描述中，都会涉及与老人居家环境相关的风险因素的认证以及应对措施。

在居家老人护理服务环境中，首先应该关注的是客户的卫生间，因为卫生间是客户最容易受伤的地方，客户60%的受伤案例发生在卫生间。这里可能涉及较滑的地面、缺乏安全扶手、缺乏安全洗浴设备、拥挤的空间、不良的通风等。

客户居家室内地面使用需要打蜡保养的材料（抛光的木地板或石材），很容易让老人摔倒。室内过多家具或摆设，较暗的采光，还有室内的台阶、小块地毯、狭窄的通道等，都可能造成客户的摔倒。如果卧室或卫生间缺乏必要的呼叫设备，客户会因不能及时得到支持而更易受到进一步伤害。室内温度过高（夏季超过26摄氏度）或过低（冬季低于17摄氏度）以及室内通风不畅，会使客户感到不舒服，并容易患上疾病。

对于行走不便的客户，过高或过低的床以及高度较低的马桶、座椅等，可能会成为客户不安全的隐患。

因物品或食品中毒问题是居家环境中应该注意的方面，包括食品安全（前面已经陈述过）、居家化学用品（清洁剂、洗涤剂、消毒剂等）依照标准和流程的使用和存放。

对于患有认知问题的客户，要有特别的门禁系统。除了居家的化学用品、药物要安全放置外，还应对厨房内的用具以及炉灶进行严格的管制。

客户到户外活动时、拥挤的交通、过窄的通道、嘈杂混乱的环境、恶劣的天气、因这些环境因素而造成的不适当的陪伴支持等，都可能是造成客户意外伤害的危险因素。

二、居家老人护理服务的直接风险

（一）虐待行为

护理服务的直接风险首先要关注的是护理服务人员的虐待行为。

1. 虐待的一般性征兆：

（1）护理机构护理人员和客户之间的关系紧张。

（2）老人个性及行为的改变。

2. 虐待的不同类型：

（1）身体虐待。身体虐待是指非意外而使用暴力使客户身体造成伤害、痛苦的行为。这种滥用不仅包括人身攻击，如打或推搡，还包括不恰当地使用药物、限制或约束。

身体虐待的征兆如下：

①不明原因受伤的迹象，如跌打损伤、伤痕或疤痕，尤其是当他们出现在身体两侧对称部位时。

②骨折、扭伤或脱臼。

③用药过量或明显地无服药规律（处方药剩余很多）。

④破碎的眼镜或镜框。

⑤身体限制的迹象，如手腕绳痕。

⑥护理人员有意干扰客户与其家人联系或独处。

（2）心理和情绪虐待。用非暴力的形式，使老人在情绪和心理上产生痛苦或困扰。有时可能会导致客户的行为酷似老年痴呆的症状，如摇晃、吸吮或喃喃自语。包括语言形式和非语言形式的虐待。

①以语言形式表现的虐待如下：

- 通过喊叫或威胁恐吓。
- 羞辱和嘲笑。
- 习惯性地指责或寻找替罪羊。

②以非语言形式表现的虐待如下：

- 忽视老人。
- 将客户与其朋友以及活动隔离开。
- 恐吓或威胁。

（3）性虐待。性虐待老人是指未经老人同意的性接触行为，这种接触也涉及实际的身体性行为、性器官的触摸等，同时包括展示老人有关性的资料或照片，迫使老人观看他人的性行为（包括图片、视频材料），或迫使老人脱衣服等行为，也被认为是性虐待老人。

性虐待的主要征兆如下：

①乳房或生殖器周围瘀伤。

②不明原因的性病或生殖器感染。

③原因不明的阴道或肛门出血。

④内衣被撕破、弄脏或带血渍。

（二）忽略行为

在居家老人护理服务中，与虐待对应的另一种可能的风险因素是忽略。忽略与虐待有一些相似的地方，但二者有着本质的区别。虐待是一种有意识、有意图地给予客户的伤害的行为，而忽略则被定义为一种失职或没有实施标准服务的行为，它更多地反映为职业操守和态度问题。

居家老人护理机构忽略的情况可能有所不同，但大致包括以下四个主要类型：

1. 情感或社会忽略。客户被人一再漠视、孤立，或一不小心就受到压力过大的工作人员责骂。

2. 个人卫生的忽略。客户没有得到足够的生活帮助，如洗衣、房间打扫、洗澡、刷牙或其他形式的卫生支持行为。

3. 基本需求的忽略。不提供必要的食物、水或一个安全和清洁的生活环境。

4. 医疗护理的疏忽。护理机构对于客户健康问题不能提供足够的关注、预防和治疗，并因而产生一系列的健康问题，如褥疮、感染、割伤、糖尿病、认知疾病和行走的问题等。

忽略常常不容易被他人发现，但任由忽略累积，必定会发生一个质的改变，主要表现为客户精神状态不佳，营养不良，脱水，体重下降，摔伤，褥疮的出现，容易生病，认知或记忆能力在短期明显下降，原有行为的消失或行为不寻常的改变等。这些都可能造成客户严重的健康问题。

（三）虐待与忽略的原因

虐待和忽略，在老人护理服务行业是个经常性的和敏感的话题。除了因护理人员个人因素产生这两个问题外，主要还是来自于护理服务自身的原因。它造成护理服务人员产生紧张、压抑、激动的情绪；如果长期处在这种不适合的情绪压力下，护理服务人员就可能会出现虐待和忽略的问题。

护理服务中造成员工情绪压力的原因有以下几方面：

1. 时间和工作量的压力。居家护理服务中有很多工作是需要在限定的时间内完成的，当客户无法理解和遵从护理指令时，护理程序或流程就无法完成；如果这类情况经常出现，就可能造成护理服务人员失去耐心，从而产生情绪上的波动。

2. 护理服务人员自身技能和经验欠缺。优秀员工都是在学习和实际工作中成长起来的；新入职的员工往往并不是他们的工作不努力，而是因为专业知识和经验积累不够，容易造成实际工作中担心出差错的紧张心理和情绪。

3. 居家护理服务管理不够。居家老人护理服务组织或机构缺乏有效的对服务质量的系统监管。最主要表现在团队协作、管理的影响力、沟通问题、适时地发现和解决问题等方面，这属于管理方面的薄弱。

4. 护理服务自身的特性。老人护理服务有别于其他服务。从事护理服务团队的工作人员可能一直在付出努力去满足老人的各种需求，但他们常常看不到工作所渴望出现的结果；他们的努力可能无法阻止老人的衰老甚至死亡。所以，他们的内心缺乏应有的"成就感"。看到他们护理的老年客户日趋衰老或死亡，他们内心更会产生抑郁、不安的情绪和压力。如果长期处于压力和负面情绪无法解脱的情况下，员工不正常或极端的思维、情绪以及行为就可能出现。

（四）降低虐待与忽略风险的措施

虐待和忽略一般都直接涉及具体的居家护理服务工作人员，因此，管理者必须要特别强调避免这些风险，同时，员工的权益也必须得到保障。员工有权拒绝不合理的工作安排，有权拒绝延长工作时间。有权免受来自客户及其家庭的歧视、辱骂等不平等对待。

员工休息的基本权利必须得到保障。在居家老人护理环境中，特别是住家型的居家老人护理服务，除了客户本人的护理外，还可能有些居家保洁、食物准备、陪伴等散杂的工作，在以护理为主的居家老人护理服务中，这类的工作最多只占全部护理工作的30%。但这些散杂的工作会牵扯护理人员大量的精力和体力，从而可能忽略了对客户护理这个重点工作。另外，对于那些夜间频繁上厕所或晚上不睡觉等需要陪护的客户，居家老人护理机构应与客户家人拿出一套切实可行的应对方案，以确保护理人员的休息和睡眠。过重的工作压力和缺乏休息，可能会造成护理人员精神上的紧张和烦躁的情绪，这些问题如不被护理机构管理层高度重视，其造成的后果可能是灾难性的。

另外，在观察客户精神和情绪状态以判断是否受到虐待的过程中，要注意一个问题，这就是：老人的精神和情绪状态不好，不一定是虐待的征兆，这也许是失智症等精神疾病的征兆，所以一定要注意细致观察，不要轻易论断护理人员存在虐待或忽略的问题。有的客户自身就存在家庭暴力或虐待老人的问题，居家老人护理机构对此应当警觉。

在预防虐待和忽略老人的措施中，应该特别强调及时交流的意义，许多虐待和忽略问题往往表现在交流渠道、交流方式、交流频率以及交流的反馈等方面出现了问题，这里有四方面关键人物：客户、客户家人或朋友、护理人员、居家护理机构管理方。一定经常保持这四方交流的畅通和及时。这里要特别指出，老人家人及朋友和老人护理服务商必须保持（文字或口头）经常性的交流，如果这两方出现态度消极、怠慢和疏忽，就可能会造成老人虐待和忽略的问题。

尽管虐待和忽略的问题有时候是个别员工自身原因造成的，但居家老人护理服务组织或机构往往很难推卸其管理、监督的责任。而在社会公众和媒体中，虐待和忽略是其对老人护理服务品质最重要也最有负面影响的事件。这会对老人护理服务机构的信誉产生不良的影响。所以，作为居家老人护理服务组织或机构，很有必要将护理服务中解决虐待和忽略的问题当作质量管理最为主要的目标之一。

三、居家老人护理服务的营运风险

居家老人护理服务的营运风险大致表现在以下几个方面。

（一）行业竞争

除了涉及医疗护理服务，一般性的非医疗居家老人护理服务市场"准入门槛"并不高。这就意味着市场服务竞争将日趋激烈，服务缺乏竞争力或缺乏特色的护理服务机构将被淘汰。

养老市场有个较为独特的市场现象，那就是政府、非营利性组织以及一般的营利性组织三方面共同参与市场，而这三方面各有优势，相对处于劣势的是一般性的居家老人护理组织或机构。为此，作为一般性的居家老人护理服务组织或机构，就必须提升自身的竞争能力，以确保在市场竞争中更好地生存和发展。

（二）护理服务安全保障

老人护理服务的不可预知性较强，很多因素（老人自身健康原因、护理人员失误、居家环境限制等）都可能会造成老人在接受护理过程中的意外伤害。如果把这些意外的责任都归为护理服务的提供方，是肯定不合适的。但由于护理服务提供方是老人护理服务的当事方（特别是当老人出现意外伤害，而护理服务工作人员在场服务时），不管客户意外伤害是否是护理服务提供方的责任，最终的结果一般还是护理服务的提供方要为是否是自己的责任做出解释，甚至常常会陷入相关事件责任的纠纷之中。为此，社会应该向护理服务提供方提供一种服务保险，这类保险就是预防当护理服务中出现意外伤害，涉及护理服务组织或机构可能出现的法律赔付或财务损失时，给护理行业的从业者提供一种必要的安全保障。老人护理行业是公认的低利润率的社会性服务。如果没有护理服务保险作为基本的安全保障，哪怕是一个小小的客户意外伤害，都有可能让一个护理服务机构退出老人护理市场。

（三）管理风险

居家老人护理服务的特点决定了其管理难度远远高于老人护理机构。有效的管理与高效运营可能会造成不平衡，表现为管理成本的控制与服务品质的保持及提升的矛盾。老人护理服务是一个比较简单的营运模式，即很容易知道预期的应得运营收入，而要实现营运模式、获得预期的盈利目标，就需要营运管理的有效性保证。所以说，居家老人护理服务同样属于"精细"管理，这就要求对护理服务已知或未知的细节一一考量，将影响护理服务品质的各种风险降到最低的水平，同时还要满足客户的需求，最为重要的是要实现居家老人护理服务企业盈利目标。

第三节　居家老人护理服务有效的风险管理

进行有效的风险管理的目的，是在护理机构范围内减少可预防的伤害和意外，并将来自客户投诉或诉讼的财务损失降到最低水平。风险管理要求制订与质量提升直接相关的风险管理政策和程序。说到底，风险管理是质量保证和质量不断提升的质量管理的一部分。有效的风险管理涉及：高风险区域或范围的认定、程序的制定以及实施、正确或预防的风险措施三个方面。关于居家老人护理服务中具体的风险预防手段和程序，如摔倒的预防、褥疮护理、护理限制实施、传染等，本书将在之后的护理服务实用操作中一一介绍。

一、实施居家老人护理服务有效风险管理的措施

1. 首先要在护理服务组织或机构内健全和完善护理服务的整体程序或流程，建立完善管理的政策和规章制度。特别要在组织或机构中强化服务质量的意识，建立起一种对质量和风险进行有效管理的企业管理氛围和文化。

2. 居家老人护理机构要确认客户是生活在一个安全的环境。这涉及火灾等意外灾害的预防措施、传染的控制、食品的安全、居家环境内外的安全、设备的正常运作等。要确保员工对客户居家环境的安全要素有清楚的认识；同时，要确保一旦出现问题，员工能拥有专业的技能，可以适时处置所发生的安全问题。

3. 尊重客户和员工双方应有的权利。客户要在获得尊重和尊严中接受护理服务；同样，护理服务工作人员也应该拥有他们应有的自身安全、正常起居饮食、接受教育或再培训、休息休假、心理支持以及应有的薪酬福利等权利。

4. 不要忽略护理服务进程的评估和计划两个重要环节。准确的评估为护理服务计划的有效实施提供了保障，而有效的护理计划又可以在准确地实现护理服务目标的同时保持及提升护理服务品质。评估和计划也为有效的风险管理提供了实际的工具和手段。通过不断地对护理服务进程进行评价或论证，可以使护理服务质量的目标更加接近客户的期望或需求。

5. 规范有关招聘的程序和流程。有必要实施员工的技能认证、身份认证以及无犯罪记录等认证流程。在招聘工作人员这个环节，应尽可能减少人力资源质量的瑕疵，从而降低居家老人护理服务中用人方面的过失，如员工自身较差的工作态度和职业道德等。

6. 居家老人护理服务组织或机构的负责人要以身作则，发挥其领导力作用。应定期对所有员工进行关于风险管理的宣讲或培训，要求所有员工必须参加。这样，不仅能让员工更好地了解风险管理的实施细节，同时会使员工对风险管理问题中影响人际关系和沟通交流的因素提高敏感度。同时，应强调对客户及客户家人表现积极主动的态度和良好的职业道德，提升与客户及客户家人的友好关系，从而减少可能出现的潜在的法律纠纷。良好的客户关系是进行优质护理服务最佳的"润滑剂"。

7. 健全合同及档案管理。护理服务合同管理要做到规范、严谨，要明确合同各方的责任和义务；对于护理计划以及与护理服务有关的确认文件、会谈笔录、报告等，要有客户的认可签字，并收录存档。严谨的合同和档案管理，可以为风险管理实践中涉及的责任归属提供重要的法律证据和证明。

8. 由护理机构主要负责人，即总经理、护理总监、护理服务主管等主要管理负责人组成一个质量管理小组或委员会，将风险管理纳入管理目标之中。对于所有风险问题进行汇总，利用数据库对风险问题进行分类；分析一些风险问题的特性，从而便于制订改进行动的计划或解决问题的措施。要做到发现风险因素或问题后及时解决，绝不容忍任何拖延。

9. 与客户家人及主治医师一起共同关注所有意外事故、客户身体状况改变或不正常的化验结果。对于客户的特别意外伤害进行调查，并记录护理机构实施的正确改进措施。

10. 谨慎使用限制手段。对客户使用限制手段必须要有医生和居家护理机构护理主管双方批准。尽管医生可能允许进行限制，但护理机构还是要对客户的具体状况进行评估后再做决定。一旦实施限制手段，护理人员就必须依照针对限制手段的有关监管程序执行。

11. 及时报告和记录。客户的伤害、健康状态的改变、虐待或忽略以及实施的医疗护理措施，是风险管理的重要内容。

12. 对护理人员进行合理安排，以减少员工倦怠以及来自员工的虐待行为。另外，也要依据客户的护理级别，对护理机构的客户进行有效的分类，这有利于机构资源的有效、合理配置，也有利于提升护理服务以及风险管理的效率。

13. 褥疮一直是护理机构较为明显和主要的风险管理问题，居家护理机构必须要积极应对和解决这个问题。皮肤护理是预防褥疮的基本而重要的护理手段。居家护理机构要与医生一起面对这个问题，努力制订一套针对不同阶段褥疮的标准护理、治疗方法。

14. 对所有有关客户的虐待投诉，必须严肃对待并进行深入调查。可以采用向客户、员工、客户家人以及同房客户及客户家人调查取证，或者暗中收集信息的调查方式。对于不能直接表达的客户，要尽可能给予多种选择，让其尽量表达出意思、感觉以及情绪，同时要观察客户的精神和身体状况，通过多种方式获得调查结果。如果居家护理服务组织或机构多次收到对某个员工的投诉，这时居家护理服务组织或机构就一定要尽早获得调查结果，或者更换工作班次或直接终止雇佣合同。

15. 建立完善的药物使用和管理的政策、规章和程序。错误使用药物以及药物管理不善，也是客户产生护理事故或意外伤害的原因之一。

16. 有效的风险管理要培养一种积极面对问题的态度，不要产生一种"我们对他们"的心态。当出现应当解决的问题时，居家护理机构的员工应不仅仅是为了如何将自己的责任或可能受到的指责降到最小，而是积极努力地尝试改进和提升工作，使相关问题不再重复出现。要重视员工的职业道德、专业精神和积极态度。

17. 建立完善的预防风险机制。具体的实施步骤之一，就是购买相关的老人护理服务保险。老人护理服务的保险形式可能是以不同形式或不同险种出现的，但不管怎样，为护理服务购买必要的保险，万一出现意外情况，至少可以有效地避免或减少护理服务企业或机构的财务损失，保证护理服务组织或机构的营运安全。

二、居家老人护理应对虐待或忽略的具体手段

1. 假设所有涉嫌的虐待或忽略行为都是真实的，直到获得充足的证据说明该涉嫌行为不存在为止。

2. 虐待是个非常严重的问题，必须要有充足的证据，这样才能既保护客户，也保护员工。

3. 加强护理团队人员的专业能力认定以及培训。

4. 加强签约前的健康评估工作，及时更新护理计划。

5. 及时观察、报告以及处置客户可能出现的健康异常问题。

6. 建立服务工作检查和巡访的政策和制度。护理主管要经常与居家护理人员进行联系，了解护理工作以及护理人员个人的问题，并且随时处理可能出现的问题。另外，护理主管也要不定期地对居家护理客户进行家访，实地了解护理工作的情况和问题。

7. 建立一个畅通的与客户和客户家人交流的通道。经常地与客户或客户家人联系，了解护理工作情况，交换彼此的意见和建议，保证居家老人护理机构与客户或客户家人在居家护理工作上的统一和一致性，同时也确保能及时解决可能出现的问题。

8. 管理层不要忽视任何来自客户关于虐待或忽略的抱怨，要对有关事件以及当事人有所警觉。

9. 可以向情绪激动、亢奋的客户或类似的员工提供一个"发泄"的环境或场所，要向员工提供必要的解除压力的培训和活动。

10. 不要总是指派相同的人护理那些情绪激动或常辱骂他人的客户。所有员工要轮流护理那些护理"困难"的客户。

11. 仔细倾听员工和客户以及客户家人两方面的陈述。

12. 一旦纠纷或诉讼发生，居家护理机构就要迅速进入调查程序，所有的调查都要记录在案。

13. 在员工会议上，必须强调对任何形式的言语、身体和精神的虐待零容忍的态度。任何员工出现虐待客户的行为都将立即解雇。

14. 对于那些对护理要求高度敏感的客户，即便选派合适的员工也可能无法满足其需求，若出现这样的情况，可以建议客户转入其他护理机构。

15. 强调所有无法解释的客户伤害记录的重要性。

16. 让客户以及客户家人及时了解有关调查结果，保持畅通的交流渠道。

17. 指导员工、客户及客户家人了解如何认定虐待和忽略，要求他们如发现类似情况，应及时向护理机构或相关部门报告。

第十一章
社区老人日间照料服务

第一节　社区老人日间照料服务概述

老人日间照料服务是社区服务的一个组成部分，它是一项实体性的服务。它是在社区中设立的一种专业为社区老人提供日间"托管"的服务。所谓日间，就是每天早上八点至晚上六点。在这段时间内，社区的老人可以在这里参与一些日间照料机构提供的各种活动，日间照料机构向老人提供必要的辅助支持和休息的场所。一般来讲，日间照料机构将向老人提供一顿午餐，特殊情况会提供晚餐；同时，日间照料机构还会向老人提供可以休息的场地和设施。

一、社区老人日间照料机构的客户

日间照料服务机构主要面对所在社区的老人，接受的客户一般是需要一定的生活支持或是需要不同程度护理支持的老人，而具备完全的独立能力或者超越一般生活辅助支持限度的老人，就不是老人日间照料机构的客户。具体如下所列的老人是老人日间照料机构的客户：

1. 生活支持自身能力低于三项的老人。生活支持的方面大致包括穿衣、行走、梳洗、洗浴、进餐、排泄、做饭、吃药、阅读、看医生、购物以及个人事务的处理方面需要他人支持的活动。

2. 需要轻度护理的老人。这些老人大致可能涉及轻度的失智症、不能行走或行走不便但意识比较清晰的、有轻度的听力或视力障碍的以及身患伤残的老人。

3. 独居或需要短时照顾的老人。这些老人主要是指那些在日间没有子女或朋友照顾但也需要一定的生活或护理支持以及短期需要照顾的老人。当然，基本自理的独居老人参与老人日间照料活动也是一个较好的选择。另外，那些刚刚在医院治疗完毕、需要康复及休养的老人，也可能是老人日间照料的客户。

随着护理服务技能的提升以及客户需求的增加，现在有些老人日间照料机构也开始接受一些护理级别相对比较高的客户，如不能行走及不能自理或半自理的客户、患有失智症的客户等。

二、社区老人日间照料服务特点

作为社会养老的一个组成部分，老人日间照料服务也是社区居家养老的一个主要形式，是社会老人服务保障体系中的一个组成部分。它的特点主要表现为以下几方面：

1. 一般存在于城市的社区之中。

2. 作为社区养老服务组成部分，向社区提供不同形式的服务。

3. 机构接纳的客户不超过 100 人，比较普遍的是 50 人以下的日间照料机构。

4. 服务内容以陪伴与护理为主。这既有别于社区中的健康医疗机构或单位，后者以疾病预防及基本疾病诊治为服务内容；也有别于专业的老人护理机构，后者7天24小时提供不间断的护理和生活支持。一般情况下，老人日间照料服务机构不提供医疗治疗服务。

老人日间照料服务既是老人护理的一种典型的形式，也是目前比较流行的养老形式之一。特别是在人口密集的城市中，老年人的生活及活动空间有限，以及家庭生活结构的改变以及目前高节奏的生活方式，造成出现大量的"独居老人""空巢老人"。因此，老人日间照料服务作为一种养老和老人护理的服务形式，其出现是非常必要的。

三、社区老人日间照料服务的商机

从商业经营的角度看，从事老人日间照料服务项目有着一些特有的商机：

1. 拥有大量的潜在客户。

2. 项目启动所需资源要求不高。

3. 可根据自身资源和客户的情况来选择服务内容。

4. 与客户以及客户家人近距离互动，容易建立很高的经营信誉度。

5. 总体讲管理比较单一、简单，除非涉及护理级别较高的服务内容。

6. 可以将日间照料机构作为社区的外展服务（居家生活服务和居家老人护理）的支持平台。

7. 容易获得来自政府和社会的资源或支持。

8. 生意稳定持久。

9. 成功的老人日间照料模式容易支持日后发展为连锁经营。

当然，与其他养老服务一样，老人日间照料服务也不属于高盈利率的业务，同时可能还会伴随着一些可预知或不可预知的风险。

第二节　社区老人日间照料的运营与管理

一、社区老人日间照料服务活动

　　老人日间照料的服务范围和内容是比较广泛并各有特点的。有的老人日间照料机构会每日向老人提供几个小时社会活动，而有的老人日间照料机构可能会针对老人的具体健康问题提供特别的服务，例如针对失智症、记忆丧失、行走问题以及排泄失控等健康问题。涉及老人生活支持和护理方面的服务很多，在开始进行老人日间照料服务时，切忌面面俱到，因为每个老人日间照料机构有其自身的目标和资源，不同的目标和资源决定了其服务的方面和内容。特别是在一个新的老人日间照料机构开始营运时，机构的服务项目有计划地逐步增加，要以保证服务质量作为第一重要的考量方面。如果机构自身的资源、能力和条件不能保证其他更多服务的质量，尽管客户有需求服务的期望，那也不能实施。

（一）社区老人日间照料服务内容

　　1. 娱乐和社会活动。

　　2. 运动，包括椅子健身操等。

　　3. 热的食物和小吃。

　　4. 阶段短时服务（周末或晚间）。

　　5. 延时服务（早8点之前或晚6点以后）。

　　6. 车载服务。

　　7. 看病陪护。

　　8. 进食、行走、如厕和药物支持服务。

9. 个人护理（洗浴、刮脸、梳理、穿衣、脚部的护理等）。

10. 康复治疗。

11. 辅导。

12. 社会服务。

13. 护理服务。

14. 健康检查（检查生命体征、血糖、胰岛素水平等）。

15. 向客户、员工以及社区提供教育或培训的讲座或会议等。

（二）老人日间照料的健康护理服务内容

1. 用药管理和/或监督。

2. 体重和生命体征的测量。

3. 糖尿病护理。

4. 鼻饲管理。

5. 换药。

6. 医生下指令要求的护理服务。

老人日间照料服务中涉及专业医疗老人护理的服务内容并不多，护理的级别相对也比较低，它与老人辅助支持护理机构的护理级别大致相同，服务主要是以辅助支持性服务为主。当然，在日间照料服务中也会涉及与康复以及一些常见疾病相关的护理服务，如糖尿病的饮食服务、记忆减退或失智症等疾病的康复和护理等。一般的老人日间照料机构不具备处方授权，但可以支持客户的药物管理。老人日间照料服务机构并不是不能广泛地涉及中等或更高护理级别的服务，而是由于老人日间照料机构一般大都受到场地规模限制，从事较高护理级别的服务收益有限，而且成本较高。

除了一些护理服务之外，组织各类活动是老人日间照料机构最主要的生活内容，这些活动大致包括康复性的、健康保健性的和娱乐性的三种。

老人日间照料机构各项活动一般安排在上午10点至11点半以及下午的3点半至5点。由于客户整体的健康水平大致在同一水平上，另外也考虑到日间照料机构自身的资源，一般老人日间照料的娱乐活动大都为群体活动。活动分为固定项目和特别活动项目：固定项目是针对项目而定的活动，如绘画活动、手工活动、时事讨论等；特别活动项目主要是针对特别的时间和事件而进行的活动，如国庆活动、生日聚餐、抗战纪念日等活动。客户的参与是进行各种活动最主要的目标和目的，为此，鼓励每个客户参与是日间照料机构进行活动的首要工作。

日间照料中的娱乐活动应在轻松、平静的氛围中进行。在每项活动开始之前，工作人员除了要进行活动的安排准备之外，还要为客户进行一些准备工作，如：要事前提醒客户上厕所；在活动开始之前，向客户提供饮品和小点心或提醒客户吃药等。这些事情如果在活动过程中进行，势必会造成对于他人的干扰，甚至导致活动中断。

活动安排的空间不能过于拥挤，要有人员行走以及轮椅周转的空间；一项非聚会性活动，7~12人是一个比较理想的组合，特别是涉及那种需要讨论的活动。当然，那种学习性的活动，如讲座、培训等，可以让较多的客户参与。

（三）老人日间照料机构的活动类型

1. 社交性活动。以社交的形式，向参与者提供有趣而受大家喜欢的活动，从而使参与者增加自信心和交往能力。如，聚会、舞会、宴席、茶点聚会和游戏等。

2. 消遣活动。强调个体的参与，仅提供较少的帮助并不必过于担心，从而达到长期康复目的的活动，如缝纫、画画以及与手工有关的活动。

3. 工作性活动。这是帮助参与者平衡工作和游戏的一种活动。这种活动对那些比较沉迷于工作而忽略个人娱乐的参与者非常有益。有的参与者可能会参与护理中心内容的工作，如床铺的整理、一些活动的计划安排等，这时护理中心应该注意有偿与无偿工作关系的处理，因为有些可能会涉及法律问题。

4. 志愿者服务性活动。这是指有益他人或帮助、支持他人的志愿活动。如，为社区活动做前期布置安排，为患白血病的孩子准备手工，为公益组织制作卡片等。

5. 认知性活动。这是指提供对大脑有刺激性的活动，包括小组讨论、读书研讨、音乐演奏、智力竞赛等。

6. 身体锻炼性活动。这是指保持老人身体处于良好状态的活动，如走路、随音乐运动、其他适当的有氧运动等，其中，走路是最适宜老人身体的活动。

（四）社区老人日间照料服务活动计划要点

1. 活动项目的设计不仅要吸引客户并满足客户现有的需求，同时应考虑到是否有助于客户从活动项目中获得更多新的兴趣。

2. 扩展活动要适宜众多老人的偏好范围，尽可能满足每一个老人的需求。

3. 活动要兼顾身体和精神的限制。

4. 要考虑到活动的时间。不要与进餐时间冲突，活动时间也不要过长。

5. 计划好每次活动可能所需的服务人员、设备、材料、工具以及紧急处置装备。

6. 特别对于身体活动、户外活动、带酒精饮料的活动以及一些特别餐饮活动，要进行事先的身体评估、检查。

7. 活动的规模。考虑是单人、双人、10 人以下的活动还是 10 人以上较大的小组活动等。

8. 有些活动是由生活单位来安排的，这样以便促进合作和增强归属感。

9. 要考虑活动地点的不同。尽可能增加户外活动。

10. 为没有事先安排或即兴的活动预备好备用材料、设备和设施。

11. 比较刺激或有激励性的活动应该安排在上午或下午；相对安静的活动可以安排在晚饭之后，如听音乐、放松等活动。

12. 安排如员工的工作时间表，以便使员工出现在每一个活动中。

13. 协调好工作时间以及志愿者的服务时间表，不要使之与活动时间重合。

14. 安排活动时间、内容和地点时，要与护理、清洁和餐饮部门协调好。

15. 活动项目要具有"可复制性"，而不是一次性的活动。

（五）鼓励老人参与活动

鼓励老人参与各项活动在养老机构服务中是比较大的问题。有些老人不参与有关的活动，是因为他们担心会受到来自其他参与人的压力。针对这样的老人，活动主管可以采取办法逐一、单独地将参与活动的其他老人介绍给这些有内心恐惧的老人，让他们在没有其他压力下彼此熟悉，这样这些老人就可以慢慢地加入活动之中。有些老人不愿意马上加入活动的人群或小组中，活动主管可以先将这些老人安排在人群的后边或两边，让他们慢慢感受活动的气氛并了解活动的内容，然后再让他们逐步地参与到活动中。活动主管要特别注意掌握好让这些老人参与活动的时机和节奏，不能操之过急。所以，活动主管首先要非常了解整个活动的进程，要对整个活动起到带动和烘托气氛的作用，要表示出对老人的尊敬和对活动的热情。活动主管应该清楚一个待在那里无事可做但内心愉快且渴望做一些事情的人，与那些处于不自信、内心惧怕或缺乏技能等被动参与活动的人之间的区别。当某些老人不愿意或拒绝参与活动时，活动主管要尊重他们的选择，不能强迫他们。

鼓励老人参与活动的关键是视他们当时的身体和精神状况而定，也就是说因人而定。活动主管要清楚了解每个老人的情况，例如：有些人参与活动是被活动内容所吸引，而有的人参与是被组织方的气氛烘托所带动；有的老人不参与是因对活动没有兴趣，而有的老人是因身体、能力的原因不能较好地参与活动，有的老人则是因为当时的精神状态不好等。因此，活动主管在安排活动计划时，就要依据每个老人的身体或精神来计划每项活动的安排。

带领和组织活动项目的工作人员必须熟悉有关老人行为、心理、精神和疾病护理等知识，应该具有良好的交流和鼓动能力，同时还要具有友善、喜乐和愉悦的气质风格。最后，活动项目的工作人员要精通项目的选择与客户的甄别、项目的组织及实施。

作为活动及娱乐部门的组织者和带领者，他们要拥有充沛的激情和影响力去鼓励和感染客户参与到活动中来；他们应该至少精通一种常用乐器，如钢琴、吉他等，要熟知各项活动的具体程序和注意事项。总之，他们自身的"魅力"是不可缺少的条件。

二、社区老人日间照料服务管理

（一）老人日间照料活动过程中应该注意的问题

1. 活动的开始和结束都要准时。这样不仅能使活动更加标准规范，同时也让参与活动的老人对于时间安排有自我控制的习惯和能力。

2. 活动最好不要被一些事情中断。活动之前应该让老人做一些准备，如清空大小便、不要有饥饿的感觉。

3. 保持活动场地周边的安静，不要干扰活动进行。对于一些精神、情绪不稳定的老人，护理人员要提前做好安抚工作。

4. 大部分活动适宜安排在饭后进行。活动计划时，从用餐结束到活动开始应该要都有 30～60 分钟的间隔时间，这样可以安排各类准备工作。绝对不能催促那些吃饭慢的老人，活动主管一定要根据事前了解到的每个老人的情况来安排活动计划。

5. 要保证活动场地的家具摆放合理；要保持通道的宽畅和畅通，特别要保证轮椅的自由出入。

6. 在活动过程中，护理团队的人员要注意观察每个老人的身体和精神状况，如果发现一些非正常的情况，应在不影响他人的前提下马上妥善处理。

7. 在活动过程中，随时向客户提供饮水以及排泄提醒和相关支持。

8. 活动开始之前，要注意场地的通风，特别是有些护理中心的餐厅与活动场所是共享一个场地，要尽量消除令人不舒服的味道。

9. 要提醒客户专注于活动，及时礼貌地唤醒那些在活动过程中睡着了的客户。在活动过程中，不要忽略那些身体功能有障碍或不积极参与活动的客户。

10. 要注意安全指引。活动中，电线、电缆不要暴露于地面特别是通道部分；室内的照明要充足，特别是过道、台阶、出入口、热食物（饮料）摆放处等。

11. 活动中一定要避免过强的音响以及刺眼的灯光。

12. 除非特定的场合、特别许可以及身体状况允许，在活动中，禁止带任何含酒精的饮料。

13. 有些活动可能会出现某些竞争或辩论性质的环节，活动管理人员要把握好参与者的情绪，绝对避免激烈的争吵甚至肢体接触。同时，现场发生的争吵、矛盾以及不和要尽可能在当时化解，不要将这些问题或误会留到第二天。

14. 对于那些在某些活动项目中参与的"工作"没有完成或完成得不好的客户，要鼓励客户愉快地面对一些"错误"或"失误"，让客户不要过于在意活动的结果。

15. 在活动中，地面可能会出现水迹、颜料的色迹以及其他可能造成地面湿滑的情况，这都要马上清理，甚至要终止活动来进行清理。

16. 有些活动结束时已经接近用餐时间，护理人员应该让参与活动的老人先休息一下再用餐，不要让老人在过于兴奋或疲劳的状态下用餐。

17. 活动管理人员与辅助人员应该始终表现出尊重他人、激励他人、热情积极的态度，特别要注意不能对不同文化背景、信仰背景、职业背景、疾病背景、性别背景甚至家庭背景等有任何歧视的言语或态度。

18. 活动结束后要马上清理场地。特别要注意对如剪子、刀片、胶水、绳子、针线等工具妥善清点和保管，注意观察老人是否带走某些活动工具或器具。

19. 活动结束后，活动主管者要马上完成活动的有关记录，并开始进行活动相关信息的反馈和跟踪工作。

老人日间照料机构一般建立在社区，通常这个机构的内外部空间不会很大，特别是并不必拥有较大的外部空间，一般外部空间是较小型的花园以及停车场。因此，老人日间照料机构的活动主要为机构内部活动。对一些必要的外部活动要谨慎安排，这主要是从安全考量。外部活动首先需要较早的缜密计划，另外需要更多的资源支持，特别是需要更多的工作人员来监控和支持外部活动。所以，老人日间照料机构在设计外部活动时，一定要周密计划，要依据机构自身的资源情况来安排。

（二）饮食安排

一般的老人日间照料的服务时间是早上 8 点至下午 6 点，老人日间照料机构会向一般老人提供一顿午餐以及上下午小吃。除非客户有特别要求，一般的老人日间照料机构是不提供早餐和晚餐的。每天上午 10 点以及下午 3 点，向客户提供点心；至于饮品，客户可随时获取。中午 12 点，提供正式的午餐。

日间照料机构的餐饮服务虽然不是很复杂，但是也需要制订细致的健康餐饮计划。机构应该制订好至少两周的餐饮计划安排；食物要健康、可口；餐谱应当平均以三周为一个轮回周期。食物（饮品）要保证新鲜，由于老人日间照料机构大都在社区之中，相对来讲，食物的采购还是非常方便的，因此，机构应该保持最低的食物储存量，力求获得最新鲜的食物。对于那些需要特别饮食服务的客户，机构要事先制订特别饮食服务的采购、储藏、制作以及辅助进食计划。

少食多餐有利于老人的身体健康。机构在向客户提供两餐间的点心时，要特别注意不要选择那些高糖、高盐以及高油的点心；特别是一些中式点心，由于使用了大量的动物油、植物油和糖，尽可能不要向老人提供。饮品要选择那些具有利尿功能的饮品，这样有利于老人的新陈代谢。

在计划启动老人日间照料服务时，有个重要的考量方面，就是是否提供食物制作服务，就是说，机构内是否要设立一个独立的餐饮制作单位。如果机构内部不设立餐饮制作单位，一般是采用餐饮服务外包的形式来向客户提供服务。

1. 设立自己的饮食制作单位的好处如下：

（1）可以确保食品的安全、健康。

（2）餐饮计划具有主动性和灵活性。

（3）便于餐饮成本控制。

（4）便于提供面向社区的外展服务，如送餐服务。

2. 采用餐饮外包的好处如下：

（1）节省一次性的设备以及空间资源的投入。

（2）减少人员管理的问题。

（3）减少餐饮材料采购、储存、制作、质量控制、安全操作、食品卫生等复杂程序。

（4）可以获得更为专业的餐饮服务。

3. 饮食安排考虑因素。从管理角度来讲，设立餐饮制作单位最主要的问题就是增加了管理的复杂性，特别是当日间照料机构的规模不大或是客户不多的时候，这方面的投入成本就明显过高。而对于餐饮外包，除了单位价格可能相对较高之外，最主要的问题是日间照料机构在餐饮质量的控制以及品种选择方面比较被动。设立餐饮制作单位或是餐饮外包服务总体上要考虑以下主要因素：

（1）老人日间照料机构经营者的愿景和规划。老人日间照料机构是社区主要的养老形式之一，它同时也是一个向社区老人提供其他服务的单位，更进一步讲，它可能是一个居家老人护理的平台，餐饮服务可能成为未来机构外展服务的组成部分。

（2）客户整体健康水平。老人日间照料机构可能会依据自身的资源、能力以及客户情况来确定接收的客户的护理水平或级别，护理水平或级别越高，除了专业护理服务之外，健康饮食以及特别饮食就可能成为护理服务的一个重要的组成部分，这时机构自身设有餐饮制造单位就较有必要。

（3）资源配置水平。这主要是考虑硬件和软件条件是否能使两种不同形式的服务达到最有效。尽管外包服务可能单位成本较高，但是其管理成本和质量成本相对较低；而餐饮制作单位的设立会使机构自身拥有很强的灵活性和质量控制能力，当然它也要求以较高的管理水平为保障。

总之，要对这两种服务形式进行反复评估，特别是不能忽略未来在管理环节上可能出现的风险因素。

（三）设施与设备要求

老人日间照料机构一般建筑规模不会很大，内部空间也有限，所以机构内部一般不设专门的客户房间，只会配备一些靠背可放倒的沙发、躺椅或折叠床供客户短时休息；机构内的娱乐活动区域和餐饮区域往往是在一起的；康复或健身可能单独设立或直接与活动区域/餐饮区域重合使用。

与一般的老人护理机构一样，老人日间照料机构内外部应为无障碍设计，以方便残障以及使用轮椅的客户进出或一些设备的运转。内部光线要充足，温度宜基本维持在 20~25 度之间；地面采用防滑设计，活动及餐饮区域不要铺设地毯。要有一至两个带洗浴功能的卫生间。最好有两至三间可放置床的休息室（床间带有遮蔽帘）。还应该有一个可供客户阅读的房间。

老人日间照料机构主要配备以下设备：

1. 可围坐 4~6 人的圆形餐桌，以及带扶手的椅子。

2. 普通沙发、靠背可调节的沙发或躺椅、折叠床。

3. 电视、投影及音响设备。

4. 康复及健身设备。

5. 厨房以及食品储藏设备（即便餐饮服务外包，机构也要有一个小型的简易厨房以及必要的食品储藏设备）。

6. 基本的绘画、缝纫、园艺用具及设备。

7. 与护理相关的设备和用品，具体如下：

（1）氧气瓶。

（2）急救设备和用品。

（3）护理垫、纸尿片、纸尿裤。

（4）血压计、体温表、血糖计等。

（5）毛巾、毛毯。

（6）备用轮椅、折叠床/椅。

（7）清洁用具和材料、空气净化材料等。

如果条件允许，老人日间照料机构还应配备适用于接送老人的车。客户的接送服务是日间照料服务中比较典型的服务，这是一种有偿服务。接送老人的用车应该经过特别改造，其主要功能是可以使坐轮椅的客户不用离开轮椅而自由地上下车，车里可容纳 2~3 个轮椅空间，并具有固定轮椅的设备。老人日间照料中心一般不负责老人到医院就诊的陪伴以及接送服务，除非客户与日间照料中心有特别的合约。

（四）人力资源的要求

老人日间照料机构的服务性质和内容，决定了机构管理和服务的人力资源配置。一般来讲，老人日间照料工作人员与客户的比率为 1:6；如果客户的护理级别较高，工作人员与客户的比例也可能达到 1:4。老人日间照料机构最关键的人物就是机构的管理者或经理，他的主要职责包括以下内容：

1. 指导和监督日常各个方面的服务程序。

2. 确定客户的接收标准。

3. 确定并落实各项服务的人力资源。

4. 监督员工每日工作。

5. 对于服务和员工的工作进行评估。

6. 保持机构人力资源和各种设施每日正常运作或运转。

7. 开发并实施营销计划。

8. 维护社区关系。

老人日间照料机构的其他工作人员主要包括护理人员、护士、活动项目主管、社会工作者、营养师和志愿者等。

老人日间照料机构服务是介于老人护理机构服务与老人居家护理服务之间的一种养老以及护理服务形式，它的功能在那些人口比较密集以及独立居住老人比率较高的社区发挥得较为突出。目前中国传统的家庭机构已发生了很大的改变，传统的三代同堂或四代同堂的景象越来越少，几十年实施的计划生育政策也使得家庭结构和家庭关系发生了根本性的改变，所以，目前在中国的大中型城市，老人独立居住的比率相当高。在北京市，独立居住老人的平均比率超过50%，有些社区所谓"空巢"老人的比率更高达70%以上。

作为社区养老服务的一部分，老人日间照料服务起到机构老人护理服务以及居家养老所不能达到的服务目的，所以说它也是社会养老不可缺少的服务项目。在当今中国日益蓬勃发展的养老服务中，社区养老也是非常有前途的可以考虑长久投资的业务。

第十二章
居家老人护理形式的探索

第一节　居家型老人护理单位

根据中国的社会机构以及社区布局的实际情况，在社区老人日间照料机构与社区居家老人护理服务中间，应该还存在着另一种养老服务形式，我们可以称之为居家型老人护理服务单位。

居家型老人护理服务单位是一种探索中的以社区为依托的微型居家护理单位。它利用社区居民现有的居住设施，同时向多位需要护理的客户提供护理服务。

一、为什么要建立居家型老人护理单位

1. 随着社会老龄化程度逐年提高，老人护理服务的社会整体需求量加大。

2. 大中型城市土地资源越来越稀缺，用于社区的老人护理服务设施越来越不能满足社区居民的需求。

3. 居家老人护理服务管理复杂、难度高，且目前国内居家老人护理管

理还没形成一个成熟的体系，居家型老人护理单位可以成为其中必要的补充。

4. 一对一式的居家老人护理对专业护理人员的需求量很大，而老人护理行业人力资源短缺一直是一个非常严峻的问题。

5. 独居老人增多，使得居家养老的安全性以及服务的可靠性和专业性都会面临着挑战。

6. 与一般的居家养老或居家老人护理服务相比，居家型老人护理单位投入少，运营成本相对较低。

7. 专业的老人护理服务商可以实施统一的服务管理政策、流程、规范，有利于服务品质的保持与提升。

8. 社区内长期良好的邻里关系，也使得社区的居民愿意或容易接受这样的护理单位。

9. 可以改善客户的财务状况。社区居民可以将现有住房出租，入住到社区居家型老人护理单位，这从客户理财的角度看是划算的。

大多数社区居民可能会在一个社区居住很长的时间，他们熟悉了这里的生活环境、人文环境，地理上的家的观念已经深深植入他们脑中。居家型老人护理单位就是设立在社区中，有可能就是设在某些居民的邻居的住宅中，这就更加增添了客户的家的归属感和邻里的亲近感。

居家型老人护理单位不像一般的老人护理机构那样严格执行机构内的生活和护理服务日常时间表，它更显现出一种舒适和自由的居家感觉。客户在这种单位接受服务，将会受到时间安排更灵活的关照。这样的小型护理单位可以更好地满足客户的一些特别需求，如特别的餐饮，还有失智客户和因不同民族、信仰而带来的不同需求等。有的护理服务单位的入住客户都是有失智问题的，而有的护理服务单位只服务于其他某些特定的客户如少数民族客户等。

居家型老人护理单位的缺点或不足与一般性的居家老人护理服务有很多相同之处，最为主要的还是表现在设施的限制上。护理服务单位使用的服务场所大都是租赁过来的，这些服务场所并不是依照老人护理的标准来配置的，所以，这类单位不得不被动接受这样的服务场所，护理服务商需要通过设计进行改造提升并加强管理，来使这类单位的护理服务能够安全有效地进行。

社区关照单位的历史

在西方发达国家，社区关照单位主要是一种独立、小型的社区护理单位，它一般并不是只针对老人的。除了社区服务机构外，比较活跃的社区关照单位一般是指与之类似的联合居住单位（Co - Housing），还有一种叫作群居单位（Group Home）。

联合居住单位起源于丹麦，它建立在一个相对独立的小规模（十户到几十户家庭）的居住社区；在这个小社区里，建有公共建筑，如公共厨房、娱乐室、餐厅、图书室、会议室、儿童游乐室（园）等。社区完全自我管理，每个家庭都有自己独立的住宅。对社区居民从儿童到老人的关照都是由社区的居民负责、分担。现在联合建筑单位已向多元化的方向发展，其中就包括建立以退休家庭为主的社区居住单位，这个居住单位都是由老人家庭成员组成的。有时，人们常常会称这类的居住单位或社区为"公社"。就对老人的关照来讲，这种居住形式比较适合完全自理或半自理的老人居住。

如果说联合居住单位具有很明显的生活彼此关照的特点，那么群居单位设立的目的性就比较明确——它就是以照顾、治疗和护理为目的。较早的群居单位的出现主要是针对儿童的，某个家庭中有需要某种疾病治疗或照顾的儿童，这样这个家庭就向社区开放，将具有类似问题或需求的儿童聚合在一个家庭中，统一治疗和照顾。群居单位后来又逐步发展出成年群居单位（以伤残人为客户群）、特别护理单位（针对脑部有问题的人）以及老人护理单位。在老人护理单位中居住的老人大都是半自理或不能自理的老人，单位有专门的护理人员提供24小时护理服务。

二、设立居家型老人护理单位的主导思想

1. 增加社区养老服务的多样性和实效性。

2. 有效、充分地利用社区资源，包括住房和人力资源，真正做到"取之于民，用之于民"。

3. 从某种角度来讲，降低了居家老人护理的成本，使更多的老人可以在家门口享受专业服务。

4. 有利于社区将给予养老服务的资源支持实现有目标、有效率的使用。

5. 便于专业老人护理服务管理在这种类型的护理单位有效地执行。

6. 促进社区居民的融合、互助、互爱，有利于社区的和谐建设。

三、居家型老人护理单位的建立

（一）护理服务场所选择

居家型老人护理单位的护理场所主要来自社区内现有居民住宅或社区所提供的居住场所。由于一般城市社区住宅价格比较昂贵，采取租赁住宅作为护理服务单位的方式可能是一个比较具备可操作性的选择。

护理单位一般可接纳入住客户的人数不超过 5 名，过多的入住客户往往会造成生活和护理空间的拥挤，生活品质和服务品质都会受到影响；过多的入住客户挤在一个较小的空间生活，也很容易造成意外伤害。

服务场所的选择需要较多的考虑，主要应考虑以下一些影响因素：

1. 住宅单位具备无障碍出入通行的功能。

2. 低层公寓要有电梯，否则一般只选择一层住宅。

3. 住宅单位外面具备救护车通行的条件。

4. 要选择相对安静的住宅区域。

5. 尽可能选择距离社区中心、社区卫生中心或花园、公园较近的住宅。

6. 不易选择人员过于混杂的住宅区域。

（二）护理服务单位内部设施的选择与考量

社区居民住宅设计有别于一般养老机构，它更加着重于休息、生活和活动或娱乐的平衡。而如果要使社区住宅具备老人护理服务的条件，首先应考虑的是安全的因素。关于居家型老人护理单位的安全方面的考量在本书第六章中已有表述。但这里还要就护理服务单位内部配套设施需要补充以下一些内容：

1. 每位入住客户的居住空间不得少于 8 平方米。

2. 每个卧室居住的客户不得超过 2 名。

3. 室内电器乃至电路、插座等必须达到安全标准。

4. 护理服务单位必须配有消防灭火器具。

5. 室内应有进餐和娱乐活动的区域。

6. 厨房要配有门锁。

7. 要配有洗衣、干衣设备。

8. 要为食物储藏以及护理材料的存放留有一定的空间。

9. 客户轮椅以及护理设备的放置不能阻挡室内的通道。

10. 室内要配有冷暖设备。

四、入住居家型老人护理单位的客户

入住居家型老人护理单位的客户一般不会有很严格的限制，但如果能做到"三个一致"，会对客户的生活品质和护理服务有很多益处。"三个一致"即护理级别一致、客户性别一致、护理方向一致。由于社区的区域范围有限，客户的总体数量也有限，当客户的要求达不到这"三个一致"时，护理服务单位要做好协调工作，以便将资源有效配置。

五、居家型老人护理单位的人力资源

人力资源配置的依据是护理服务单位的护理级别，即一般性生活支持、健康护理和医疗护理三个级别。本着提高服务效率、降低服务成本的原则，当客户在居家型老人护理单位接受带有医疗护理性质的服务时，可以使用社区医疗现有的医疗服务资源，包括巡诊、静脉注射、日常药物管理、医疗理疗康复等，这样，护理服务单位就无须额外配备资源。

参与半自理和不能自理的客户的健康护理，护理员工必须进行专业的系统培训，他们有些是护理服务单位客户服务的主要实施者。护理员工的工作时间可以依据护理服务机构人力资源的情况进行合理安排，可以实施每日三班制（即每周五天工作两天休息），也可以是每日两班制（即三天工作两天休息）。一般来讲，这类小型的护理单位实施每日两班制的可能更加普遍。

在全世界的老人护理行业中，护理人员的短缺和流失都是一个非常普遍的问题。居家型老人护理单位植入在社区中，它可能就会成为社区居民日常生活"家长里短"的内容，而社区内居民的参与也就逐渐成为一种日常的互助行为。可以直接对社区内对关照老人有责任的人进行专业培训，让他们直接就在社区内为社区服务；同时可以鼓励社区居民志愿无偿地为这些入住护理服务单位的老人提供关照和支持服务，如陪伴、聊天、准备餐食、娱乐活动等。这样，也会逐步形成社区敬老爱老的风气。

六、居家型老人护理单位的有效运营

有三个因素直接影响着居家型老人护理单位的有效运营，即服务品质、营运成本和社区支持。

1. 服务品质主要表现在服务的专业性和持续性。这不仅表现在服务的管理、程序和流程的专业可靠性上，还表现在为保持和提升客户的身体和精神健康水平提供基本的展业保证上，同时还要承诺提供一个具有连续性、统一性和规律性的服务。

2. 居家型老人护理单位与一般性的养老机构的营运成本组成大致相同。其中，员工工资和房租是最大的两项支出。每个地区的物价和工资水平不同，所以工资和房租的水平也各异。但如果员工工资占总成本支出超过55%，或房租支出超过总成本支出的30%时，护理服务单位自身的盈利压力就会比较大。社区居家型护理单位的服务商要事先对准备设立服务单位的社区进行较为细致的市场调研，要对每个区域或社区的人文、客户资源、客户需求、人力资源、社区政策、租赁行情、护理服务市场信息等有清晰的了解和认识，这样才能有良好的营运决策和有效的运营管理机制。

3. 居家型老人护理单位是社区居家老人护理的延伸或补充，它也是社区养老服务的一个"实体"部分，因此，社区组织有责任和义务对这类老人护理单位进行支持，包括：社区资源的共享与支持，给予服务单位床位补贴，提供服务场所的支持或场地租金的补贴，鼓励社区内的居民参与社区老人护理服务或志愿者服务，等等。

社区小型的老人护理单位，尽管人们对它们的称呼各异，但它们总体上是为社区的老人提供一种实用的护理服务。随着社会老龄化的提高、家庭结构的变化以及社会经济的高速发展，社区小型的老人护理单位或单元也将成为一种有前景的养老服务发展模式。

第二节　居家老人的临终关怀服务

临终护理着重于满足临终客户及其家人的身体、情绪、社会和精神等方面的需要。临终护理不侧重于治愈疾病或拯救生命，它主要表现为实施解除疼痛和提供舒适感的措施，目的是保证临终客户的生活品质。因此舒缓护理服务（Palliative Care）在临终护理服务中占据较为重要的部分，它也是目前世界临终关怀服务领域广为认可的护理服务。

临终关怀服务大都是在医院和健康护理机构进行的。但目前，临终关怀服务进入家庭已经成为老人护理业务发展的主要趋势之一。

一、居家老人临终关怀服务的优点

临终关怀服务进入家庭的益处主要有以下几点：

1. 针对医院或护理机构的临终关怀服务而言，客户及其家庭要面对高额的护理费用。

2. 目前临终关怀服务机构的资源较少，在需求日益增加的压力下，临终关怀机构中客户的生活品质也在日趋下降。

3. 居住在自己家中，客户会有充分的自尊、独立及归属感。

4. 与自己的亲人住在一起，能更多地体验到亲人的关爱，会使客户心里感到平安。

5. 社区有医疗资源，可以就近且方便地向居家临终关怀客户提供必要的医疗支持。

6. 地处社区环境，可以使临终的客户更多地获得来自精神、心理等不同方面的鼓励与支持。

居家临终关怀服务是一个集医疗护理、健康护理及生活支持于一体的综合服务。医疗护理是采用医疗介入手段减缓客户的痛苦，提升客户的舒适程度。健康护理是向客户提供非医疗性的护理支持，目的是维持或提升客户的生活品质。生活支持则是向客户提供居家的餐饮、保洁等服务。所以，居家临终关怀服务要求服务的提供方必须要拥有专业的护理服务团队。

护理临终的人对于健康护理人员来说，是一项非常严峻的工作，这项工作会给护理人员产生很大的心理压力。尽管通常临终客户的死亡是可以预期的，但是往往死亡真正到来时，他们有时会感到不能接受、沮丧、冲动、无法集中精力和忧郁。那些临终的人反映出的无助和无法治愈疾病的绝望，好像是在提醒护理人员自己或所爱的人最终死亡的景象。所以，作为临终关怀护理人员，必须要内省自己对于死亡的感觉，对于死亡的态度会影响护理人员给予临终者护理的品质。为此，临终关怀护理团队要对这项专业工作有清楚的认识和态度，团队有必要经常性地向团队成员提供必要的心理疏导和精神支持，这样有利于护理团队更好地给予客户关照、爱心和尊重。

尽管临终客户生命终点为期不远，但临终护理团队要始终如一地表现出专业的精神、同理心和爱的表达。要充分地尊重客户应有的权利。

二、临终客户的权利

1. 有权像有正常生命的人那样获得医治，直至死亡。

2. 有权保持一种希望感，但其侧重点也许会改变。

3. 有权得到那些可以带来希望的感人的护理，但其侧重点也许会改变。

4. 有权以自己的方式表达关于死亡的感觉和情绪。

5. 有权参与决定关于自己的护理事项。

6. 有权希望获得持续的医疗和护理上的关照，尽管"治愈"的目标不得不转变成"舒适"的目标。

7. 有权不在孤独的状态中死去。

8. 有权保持无疼痛状态。

9. 有权对提出的问题获得诚实回答。

10. 有不被欺瞒的权利。

11. 有权在平和和富有尊严的情境下死去。

12. 面对死亡的现实，客户有权获得来自家庭或来自其他方面给予客户家庭的帮助。

13. 有权保留其个性。护理人员不应对客户的决定进行价值判断。

14. 有权讨论自己信仰或精神上的体验，尽管这些可能对他人或其他某些人而言是无意义的。

15. 有权希望在自己死后，遗体的尊严受到尊重。

16. 有权获得那些拥有专业知识、有爱心以及能够使客户满意地面对死亡的人的护理。

居家临终关怀服务使客户的家人能够更加方便地陪伴和照顾自己临终的亲人，这时被护理的客户与家人相处，不仅会使客户的心理感到满足和平安，同时与其家人分享爱与亲情、友情，也能使客户家人逐步从亲人死亡的悲情之中解脱出来。这也有利于对临终客户进行更为有效的护理支持，同时也使临终客户能安详地度过人生最后一段宝贵时光。

第三节　间隔居家老人护理服务

本节所介绍的间隔居家老人护理服务，是目前欧美国家居家老人护理服务业中增长较快的一种护理服务形式，英文常称为 Respite Care。居家老人护理服务就其服务的时间特征可以分为住家式、全日制、半日制。这三种服务形式一般都是连续性、整段时间的特征，住家式的服务是 24 小时全面服务，正常护理人员工作时间为 8 ~ 12 小时；全日制服务是以每天8 小时为基本工作时间，半日制服务是每天 2 ~ 6 个小时为基本工作时间。

间隔居家老人护理服务形式应对的更多是短时的客户服务需求，它的特点如下：

1. 每天针对不同的客户。

2. 每个客户的时间相对比较短，服务时间在 1 ~ 4 小时，一般为 2 个小时，以客户具体需求而定。出于外派成本的考虑，有些机构规定，客户所需服务不得低于 2 小时。

3. 每周不一定是连续性的服务，依据客户的具体需求而定。

4. 向客户提供医疗护理、健康护理、生活支持、心理支持、康复护理支持等全方位的上门服务。

5. 护理服务收费略高于其他几种居家老人护理服务形式。

6. 部分费用可能会由社会保险系统支付。

间隔居家老人护理服务形式可以使客户有更多的选择和自主性。有很多老人的健康状况可能并没有达到需要全方面支持或护理的地步，但他们可能需要部分的专业支持和福利服务，隔间居家老人护理服务正是满足了这类老年客户的需求。

间隔居家老人护理服务要求护理服务团队的成员要有较强的专业知识和丰富的工作经验，要具有良好的时间管理能力、团队的协调能力和解决问题的能力。

间隔居家老人护理服务还可以采用订单式管理的模式，居家老人护理服务组织或机构可以与专业服务的组织或机构以及个人签订服务合同，这样可以大大降低这类护理服务的成本支出。

不管采用哪种管理营运模式，间隔居家老人护理服务体现出了居家护理服务的细化，这也是整体老人护理行业发展的趋势。与居家临终关怀服务一样，它也是为了尽可能满足日益增长的老人护理服务不同方位的需求。

第十三章
居家老人护理服务实际操作

第一节　员工与交流指导

一、员工指导

（一）居家老人护理服务人员一般指导

1. 应有整洁的仪表、礼貌的言行和积极的工作态度。

2. 准时到达所分派的家庭。有些客户不能独自留在家中，居家老人护理服务人员的迟到可能会令客户遭受伤害或给客户家人或其他护理人员带来不便；倘若居家老人护理服务人员的接班人员迟到，切勿留下客户使其无人照顾，当班的护理人员应及时通知主管。

3. 按照居家老人护理服务组织或机构的指示进行工作。客户或家人可能会请居家老人护理服务人员做其他事情，或要居家老人护理服务人员改变其时间表或任务，在这种情况下，护理服务人员应与自己的上级主管联系。

4. 居家老人护理服务人员只做曾受过训练的工作。倘若居家老人护理服务人员被其上司要求承担自己所不熟悉的任务时，应当要求接受更多的培训。

5. 如果居家老人护理服务人员对所分派的任务或程序不明确，应及时与其护理主管联系并进行查询，有关客户的问题也应问清楚。总之，居家护理人员必须要在搞清楚具体的工作内容和客户的情况之后，方可实施护理服务。

6. 切勿对客户的诊断和治疗计划提出意见。

7. 尽管居家老人护理人员可能会支持客户个人事务的管理工作，但绝对禁止参与客户财务、遗嘱以及其他涉及法律行为的决策活动。

8. 切勿向客户或家人收受礼物或金钱；不要希望或接受客户的小费。

9. 切勿与客户或其家人谈及居家老人护理服务人员的私人事情。

10. 只在健康护理团队会议上谈论客户或其家人。切勿与其他人谈及他们的问题。

11. 对护理服务主管提出的协助与意见应予接纳；也应接纳其他团队成员的协助。

12. 不要从客户那里购买物品或向客户售卖某些物品，特别是保健产品。

13. 友善、礼貌对待客户、家人及其邻里；给予客户充分的尊重。

14. 积极主动地提升自己的专业知识和技能。参与各类培训或专业学习活动。

15. 及时、准确、真实地完成有关的工作报表。客户身体与情绪的变化都必须要有及时、准确的记录与报告。

16. 应保持专业态度，使得客户与其家人都视居家老人护理服务人员为榜样。

（二）居家老人护理服务人员绝对不能做的工作及事情

1. 绝对不能提供药物，包括口服、由肛门塞入、注射或经由静脉注射直接输送至血液的药物。只有在药物已经由护士或家人配制好的情况下，居家老人护理服务人员才能协助客户服用。

2. 绝对不要将喉管或任何物体插进客户体内或自行从体内取出。居家老人护理服务人员绝对不可以将导管插进客户的膀胱、食道、气管、鼻子、耳朵或血管，不得将导管插进手术的开口处。

3. 绝对不要接受医生口头或电话中的指示。当居家老人护理服务人员与客户一起时，可能遇到医生来访。医生可能会要居家老人护理服务人员听取他的治疗或配方指示。居家老人护理服务人员必须要将医生的文字医疗及药物指令报告给护理服务主管，并将这些指令记录在案，才能将其纳入护理进程中。

4. 绝对不要实施需要消毒技术的程序。消毒技术需要技巧和判断力，而这都是超过居家老人护理服务训练范围的。居家老人护理服务人员可能会被要求协助护士进行消毒程序，但是居家老人护理服务人员绝对不能自行进行消毒程序。

5. 绝对不要将客户的诊断或治疗计划告诉给客户或其家人。医生有责任将诊断或治疗计划告诉给客户或其家人，护士会将医生所说的话进一步解释。

6. 绝对不要为客户或任何其他人做出诊断或提供治疗建议或药物处方。只有医生才能做诊断和给处方。

7. 绝对不要监管其他家居护理服务人员的工作。护理服务主管或指定护士有责任监管居家老人护理服务人员。监管他人工作可能会带来严重的法律后果。

8. 绝对不要将做不到或超出居家护理工作范围内的指令或要求置之不理，要立即将不能执行的指令或要求的原因向护理服务主管解释，由护理服务主管再向客户解释，否则可能会出现护理服务忽略的嫌疑。

9. 绝对不要在未征得同意之前随意搬动或重新摆设客户的物品。曾有客户在找不到自己的东西时对居家护理服务人员做出偷窃的指控。

二、交流指导

(一) 交流的技巧

1. 在进入客户房间时，要首先礼貌地与客户打招呼。

2. 去察觉客户比较喜欢的别人对自己的称呼。

3. 减少背景噪声，比如必要时关掉电视机、收音机等。

4. 引起客户的注意。面对客户，居家老人护理服务人员的眼睛要看着客户（除非有一些文化背景的限制）。

5. 想好将要说的内容，组织好思维。

6. 显示出兴趣。

7. 解释居家老人护理服务人员要实施的程序。

8. 使用非语言的交流—— 在客户肩膀的轻轻接触，微笑或握住客户的手。

9. 要有礼貌，表示出尊敬和体贴。

10. 不要居高临下地与客户交谈。

11. 避免使用多义词。

12. 不要使用俚语、粗俗的词汇；避免只用身体姿势进行表达。

13. 尽可能学习客户经常使用的一些新词汇的意义。

14. 让客户完整表达要表达的内容，不要打断客户的谈话。

15. 表现出居家老人护理服务人员是一个好的听众。

16. 说出所理解的客户的意思。

17. 如有必要，请客户家人或朋友以及翻译来解释客户所要表达的意思。

18. 使用正常的音调，不要高声叫喊。

19. 说话速度要慢。

20. 说话吐字要清楚。

21. 使用客户以及客户家人熟悉的词汇。

22. 避免使用专业技术词汇和医药用语。

23. 尽可能用较少的词汇表达意思，力求说话简明扼要。

24. 不要喃喃自语或耳语。

25. 倾听客户的反馈，请客户重复居家老人护理服务人员所说的话，从而确定与客户交流的效果。如果居家老人护理服务人员不理解客户所说的话，应该及时反馈说："我不理解您说的是什么？"或者重复说："您是在与我说……吗？"

26. 运用幽默，创造轻松的交流气氛。

图 13-1、图 13-2 形象地展示了交流的一些技巧。

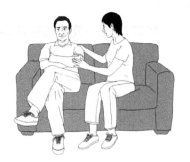

图 13-1

客户回避面对面交流，说明客户可能感到抑郁或缺乏自尊

客户双手抱在胸前表示自我的防卫心理或预示身体某部位的疼痛

客户不直视以及翘起"二郎腿"可能说明客户感到生气或不高兴

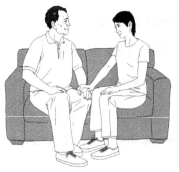

图 13-2

护理人员要面带微笑，保持身体放松

护理人员坐着与客户交谈要比站着更有礼貌

轻柔地触摸客户表达关爱和支持

（二）听的技巧

1. 集中精力，花时间去听。

2. 耐心让说话者表达完要说的话，并表示出关注和倾听，不要打断对方说话。

3. 获得反馈，给予反馈。

4. 如果居家老人护理服务人员不理解对方的意思，就不要让对方继续向下说，可以请客户再重复表达一次。

5. 观察身体语言和面部表情，并结合客户嘴唇的开合来判断客户要表达的意思。

6. 注意对方说话的语调。

7. 在客户说话没有结束之前，居家老人护理服务人员不要考虑如何回复客户，注意用最快的时间在大脑中总结出中心意思。

8. 把精力集中在正在说的话题上，而不是放在将要说的话题上。

9. 交流时，居家老人护理服务人员可以将身体向客户方略微前倾，这样可显示出对于对方谈话的关注。

10. 保持安静，鼓励客户与自己（居家老人护理服务人员）交谈。

11. 倾听，感受。

12. 提出问题，以鼓励客户继续交谈。

13. 不用担心沉默；让客户谈论更多的东西，并且询问客户对正在谈论的话题的感受。

14. 不要匆忙结束客户刚刚开始的谈话。

15. 要确认客户的意思和感受，不要通过主观的猜测得出结论。

16. 要让客户意识到居家老人护理服务人员的感受和观点。

17. 开放思维去听，尝试去听各种事情，而不是只听自己（居家老人护理服务人员）喜欢听的内容。

（三）与听力有障碍的人交流

1. 要让客户对自己（居家老人护理服务人员）的出现表示出注意和警觉，抬起一只手轻轻地接触客户；不要用重力触碰客户或从客户身体后面接触客户，这样很容易使客户受到惊吓。

2. 说话时脸部直接面对客户。不要在谈话时转身或走开，也不要在走廊或其他房间与客户交谈。

3. 确认客户已经戴上助听器。必要时可靠近客户说话，见图13－3。

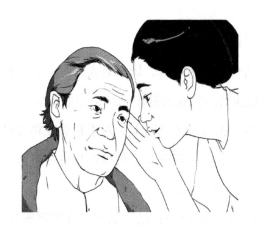

图 13 － 3

4. 站在或坐在适度的光线下，背光的阴影和耀眼的光线都会使客户不容易清楚地看到护理服务人员的面部。

5. 确认客户戴着眼镜，这样有助于客户看清对方说话时的面孔。

6. 谈话时不要用手捂住嘴巴，不要抽烟、吃东西或嚼口香糖，这些都会影响嘴巴的运动。

7. 缓慢、清楚、明确地说话。

8. 使用正常的说话语调，不要高声喊叫。

9. 站在或坐在客户听力较好的一侧。

10. 要首先说明谈论的主题。

11. 使用短的句子和简单的词汇。

12. 如果需要,可使用身体姿势进行表达。

13. 写出重要的人名和词汇。

14. 如果客户看上去不是很明白,可以用多种方式去说明一件事情。

15. 如果有需要,重复已说的话。

16. 用符合居家老人护理服务人员工作标准的身体语言、面部表情和身体姿势去表达意思。

17. 减少或消除谈话背景的噪声,如收音机、电视机、空调、电扇等发出的声音。

(四) 与失明的人交流

1. 让客户说明能看清多少,不要假设客户完全失明或客户还有较好的视力。

2. 询问客户喜欢什么样的光线,提供充足的光线;当灯开了或关了时,要告诉客户。

3. 要面对客户并清楚地、慢慢地说话。

4. 使用正常的说话语调,不要尖叫或高声说话。失明并不意味着失聪。

5. 当进入客户房间时,要先自我介绍,要告诉客户自己(护理服务人员)的名字、职务和到这里来的原因。进入客户房间还没有说明身份前,不要接触客户,否则既不礼貌,也容易惊吓着客户。

6. 确认房间中有无其他人,解释他们都在什么位置、他们都在做什么。

7. 直呼客户姓名，这是让客户知道居家老人护理服务人员正要向客户陈述一个问题或建议。

8. 避免使用一些与视力有关系的词汇，如"看""瞧""读"等词。

9. 要一步步地向客户解释所护理的程序，当护理程序结束后要告之客户。

10. 当居家老人护理服务人员离开房间时，要告知客户。

第二节　居家老人护理具体操作指导

一、每日的护理与支持服务

（一）早餐之前的护理与支持服务

日常早餐前的护理称为早晨护理，这些护理工作也可能是由头天夜班或是由本日早班的护理人员来实施。这时的个人卫生支持措施包括：

1. 支持客户起床、穿衣（如有需要）。

2. 帮助客户去卫生间或向客户提供便、尿盆。

3. 大小便失禁客户的清洁，更换污染或尿湿的床单。

4. 对于卧床或不能行走的客户，要在床上进行清洗程序，包括脸部、身体和会阴的擦洗，更新纸尿裤（如有必要）。

5. 帮助客户清洗他们的脸和手。

6. 帮助客户梳理或清理胡须。

7. 客户口腔卫生的支持。

8. 让客户安卧为半躺的姿势，或帮助其安坐在椅子里，以便其进食早餐。

9. 梳理头发。

10. 整理床单。

11. 整理客户房间，给房间通风。

12. 客户服用餐前药物支持。

（二）早餐之后的护理与支持

早餐之后经常性的护理或支持活动包括：

1. 帮助客户去卫生间或向客户提供便、尿盆。

2. 清洁房间。

3. 支持客户服用餐后药物。

4. 依据护理计划实施相关的护理或康复程序，如给予背部按摩、实施反关节的运动等。

5. 陪伴客户其他活动，如去看医生、购物、社区中心、走访朋友等。

6. 对护理服务进行记录。

（三）午后的护理与支持

午后的护理与支持包括：

1. 依据护理计划，提供客户午饭后药物服用支持。

2. 帮助客户去卫生间或向客户提供便、尿盆。

3. 客户口腔卫生服务支持。

4. 客户午饭后的短暂休息支持。

5. 更换客户的睡衣或帮助客户穿衣。

6. 帮助客户洗脸和洗手。

7. 如果必要，帮客户梳理头发。

8. 更换脏污的床上用品。

9. 整理客户房间。

10. 依照护理计划，向客户提供必要的康复或训练支持。

11. 提供客户参与一些室内或室外活动的支持等。

（四）晚间的护理与支持

晚间的护理应主要帮助客户进入轻松和舒适的睡眠。晚间的护理包括：

1. 依据护理计划，提供客户晚饭后药物服用支持。

2. 帮助客户去卫生间或向客户提供便、尿盆。

3. 对大小便失禁的客户进行清洁工作，更换污染或尿湿的床单。

4. 帮助客户洗脸和洗手。

5. 客户洗浴支持。

6. 客户口腔卫生支持。

7. 如果需要，帮助客户脱衣并帮他们穿上睡衣。

8. 收集客户用脏的衣服、毛巾，对床上用品等进行清洗。

9. 给予背部按摩（如有必要）。

10. 整理客户房间。

11. 记录整日的护理和支持工作。

二、移动客户

（一）床上移动

床上移动客户包括将客户由床中央移至床边、将客户向床头上方移动、将客户从躺着的状态扶起等。

1. 床上平移。客户在床上的平移一般采用"三段式"的方式，即客户胸口以上、胸口以下至大腿根处、大腿以下。注意：移动客户不可动作过大、过猛，否则可能会损伤客户的脊椎。见图 13-4 所示。

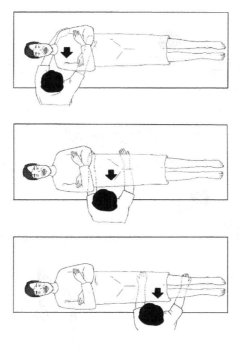

图 13 - 4　床上平移

2. 将客户向床头移动。让客户双手抱在胸前；护理人员在客户后面，双手从客户腋下穿过，抓住客户的两个手腕，这样将客户紧紧锁住；让客户弯膝盖，双脚抵住床面；护理人员给客户一个向上蹬脚指令；护理人员向后上方发力，从而将其移动至正确的位置。见图 13 - 5。

（二）将客户从座位上扶起

首先要让客户尽可能地靠向护理人员；护理人员在提升客户时，要尽可能地保持自己的上身处于直立状态，这样可以减少腰部的发力。护理人员要下弯大腿，提醒客户使用大腿力量而不是腰部和背部力量。在提升客户之前，可以让客户的双手搭在护理人员背后，护理人员的双手要抓住客户后面的腰带或后面的裤腰处。护理人员内心要数"一、二、三"来发力。见图 13 - 6。

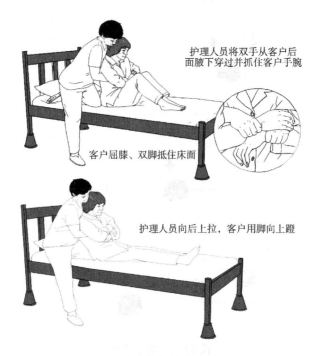

护理人员将双手从客户后面腋下穿过并抓住客户手腕

客户屈膝、双脚抵住床面

护理人员向后上拉，客户用脚向上蹬

向床头移动客户

图 13 - 5　向床头移动客户

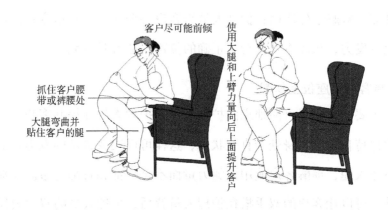

客户尽可能前倾

使用大腿和上臂力量向后上面提升客户

抓住客户腰带或裤腰处

大腿弯曲并贴住客户的腿

图 13 - 6　从座位扶起客户

（三）从床上移动至轮椅或座椅上，或是从轮椅或座椅转移到床上

1. 将客户移至床边并扶起。见图 13 – 7。

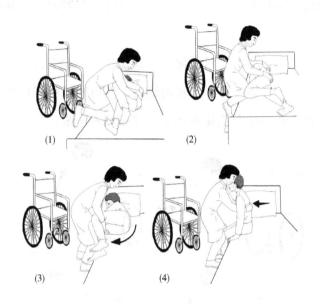

(1)   (2)

(3)   (4)

图 13 – 7 将客户移至床边并扶起

（1）扶住客户的肩头和胯骨处。

（2）让客户收起远侧膝盖，便于客户身体在床上的转动。

（3）向护理人员内侧发力，将客户身体侧过来。

（4）抓住客户的双膝处，将客户的双腿移动到床下。

（5）将客户上身扶起，使客户坐立在床沿上。这时要注意客户的身体平衡，有必要时，护理人员要支持客户稳定地坐在床上。

2. 采用身体机制将客户移至轮椅。见图 13 – 8。

（1）将轮椅靠近床铺，锁住轮椅轮锁。

（2）让客户尽可能靠向护理人员。

（3）护理人员将双手穿过客户腋下抓住客户腰带或抱住客户的腰部。

（4）护理人员双腿分开，向下弯曲大腿，腿部与客户尽可能地贴近。

（5）护理人员默数"一、二、三"，向后上方发力，将客户提升为站立状态。

（6）可以让客户伸出一只手抓住轮椅，作为辅助支撑。

（7）抱住客户，慢慢将客户转向轮椅，然后轻轻将客户放入轮椅。

（8）将客户双脚放在轮椅踏板上，并扣好安全带。

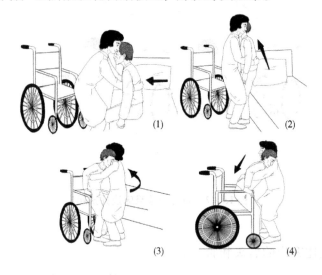

(1)　(2)　(3)　(4)

图 13-8　采用身体机制将客户移至轮椅

注：由于客户的身体、体重以及四肢伤残程度不同，有些客户可以配合护理人员来完成程序（如使用手作为辅助支撑）；有些客户不能配合完成，护理人员采用合理的身体机制就尤为重要。这个程序可与前面"将客户从座位上扶起"的程序互为借鉴。

三、客户行走

（一）行走支持

客户在行走时，可能会因为不同原因而使身体失去平衡甚至摔倒，护理人员在陪同客户行走时，要注意以下内容。

1. 客户的穿戴是否合适，包括是否带上眼镜，鞋子是否合脚、防滑，鞋带是否松口等。如果需要，帮助客户使用助步器具，见图 13 – 9。

2. 陪同客户行走时，护理人员的位置要比客户稍微靠后一点。

3. 护理人员要特别注意地面是否有障碍物或有湿滑处。

4. 护理人员要观察客户行走的姿态以及面部的状态。

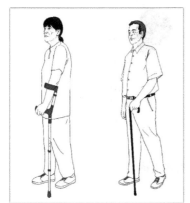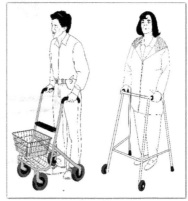

图 13 – 9　助步器具

5. 护理人员支持客户行走时，身体要与客户保持较近的距离，其中一只手（较为强壮的）贴住客户的后腰，轻轻地搭在客户裤子的腰带环上；如有必要，护理人员的另一只手可以轻轻抓住客户与其临近的手或临近的裤带。见图 13 – 10。

6. 要以客户的行进节奏为主，鼓励客户行走，不要催促客户。

（二）上下楼梯

上下楼梯的服务指导如图 13 – 11 所示。

1. 确保客户的身体状态能够行走。

2. 确保穿戴安全，包括眼镜、防滑鞋等的穿戴。

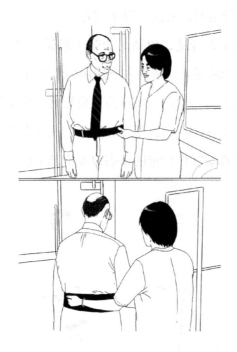

图 13 - 10　行走支持

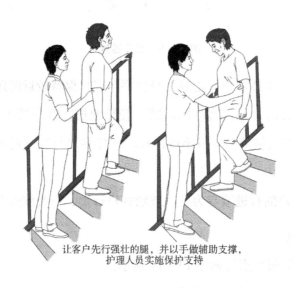

让客户先行强壮的腿，并以手做辅助支撑，
护理人员实施保护支持

图 13 - 11　上下楼梯

3. 楼梯空间有充足的采光。

4. 楼梯上没有障碍物。

5. 地面没有水渍。

6. 上下楼时提醒客户强壮的那条腿先行，用手抓住楼梯栏杆作为辅助支撑，带动虚弱的另一条腿前行。

7. 上楼时，护理人员可站在客户的后面，作为支持；下楼时，护理人员可以站在客户前面，作为支持。护理人员还要注意随时站在客户虚弱的一侧作为支持。

8. 不要催促客户。特别是在上楼时，要给客户足够的时间完成上楼的程序。

（三）使用轮椅

1. 客户坐轮椅时要使其保持良好的坐姿，上身与大腿保持 90 度角。不良的坐姿可能会导致褥疮的产生，同时也使客户缺乏舒适感。

2. 当客户坐在轮椅上时，要将轮椅的安全锁扣扣好，注意将客户的双脚着实踏在轮椅的脚踏板上。

3. 在户外陪同坐轮椅的客户时，当需要将轮椅处于静止状态时，要及时锁住轮椅的轮锁。

4. 推轮椅上下台阶时要注意安全，见图 13 – 12。

（四）陪同视力差或失明的客户行走

陪同视力不好或失明的客户行走时，要特别注意以下几点（参见图 13 – 13）：

1. 护理人员要站在客户稍微靠前的位置。

2. 行走时要观察面前的地面、路面、障碍物、路基、台阶以及周边的环境等，有必要提醒客户那些可能影响行走的物品等问题，例如提醒客户

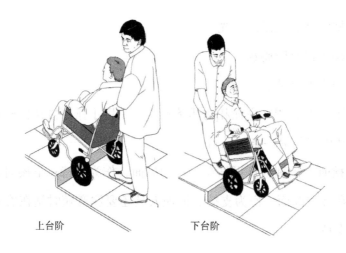

上台阶　　　　　　　　下台阶

图 13 – 12　轮椅

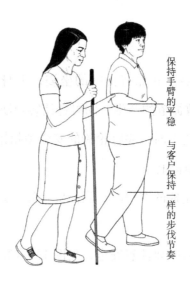

保持手臂的平稳　与客户保持一样的步伐节奏

图 13 – 13　陪伴失明或视力不好的客户行走

交通路口指示灯的情况，还有台阶、马路牙、不平的地面、街路的名称等。

3. 陪同者不要带着或拉着客户行走，要让客户抓住陪同者主动行走。

4. 在屋外行走，陪同者要尽可能地让自己靠近马路一侧行走，这样可以使客户处于更为安全的环境中。

5. 陪同者行进的步伐不要太快，行走要以客户行走的节奏为主导。

6. 如果客户身体某一侧比较虚弱，陪同者要站在客户虚弱的一侧。

四、清洗

（一）口腔护理

1. 可自主刷牙客户的口腔护理指导。要让客户实施正确的刷牙程序，即要上下移动牙刷，而不是用左右横刷的方式清洗牙齿。要确保客户早晚的口腔清洁。无论使用手动牙刷还是电动牙刷，都要确保牙刷处于良好的状态；一旦牙刷毛刺裂，就应该及时更换牙刷，从而确保口腔护理的质量。

2. 无意识的客户同样要每日进行口腔护理，具体的口腔护理程序包括以下步骤（见图 13 - 14）：

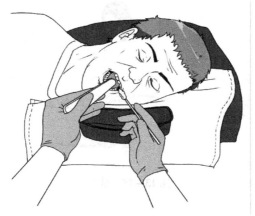

使无意识的客户头转向一侧，为了预防窒息，用舌压片使客户嘴巴保持张开，用带有纱布的小棒对牙齿进行清洁

图 13 - 14　口腔护理

255

（1）戴上手套。

（2）将一个小木棒一头裹上纱布。

（3）将客户侧躺，头偏向一侧。

（4）将一个小容器放在客户脸的下部。

（5）用压舌片将客户口腔打开，切记不要用手打开，而且不要用手撑住客户嘴部。

（6）用带纱布的小木棒对客户的口腔进行擦洗。

（二）洗头

居家环境中的头发清洗可以使用特制的床上清洗盆（见图 13 – 15），也可以将客户移至床边，将客户的头移出床沿，将清洗盆放在一个椅子上，对客户的头发进行清洗。清洗客户的头发要特别注意：水的温度要提前测量好；要适当给客户颈部以支撑，防止客户颈部受伤；动作要仔细，防止洗头液进入眼睛和弄湿衣物。

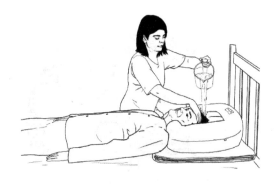

图 13 – 15　洗头

（三）梳理

女性客户的头发可能比较浓密，在梳理头发时，动作不可过猛，否则可能会损坏头发，甚至伤害客户。有必要时，可以在头发上喷上一点水，这样易于梳理。较浓密的头发可以采用分区的方式进行梳理。见图 13 - 16。

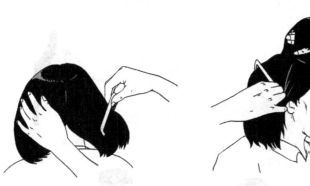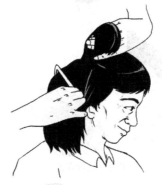

（1）从头中央向下梳理分成两个部分　　（2）将分开的两个部分再分成小部分，便于梳理

图 13 - 16　梳理

（四）脸部的清洗

将毛巾折叠，包在手的四指上。擦洗眼部时动作要轻柔，从眼角内侧向外擦洗，每次擦洗后，要更换毛巾清洁面，不可重复使用一面擦洗。见图 13 - 17。

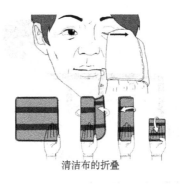

清洁布的折叠

图 13 - 17　脸部的清洗

（五）身体的清洗

身体清洗注意以下几点（见图 13 - 18）。

（1）

用毛巾遮住进行清洗

（2）

将手放入清洗盆中清洗

（3）

用毛巾遮住腹部和下体清洗

（4）

将脚放入清洗盆进行清洗

（5）

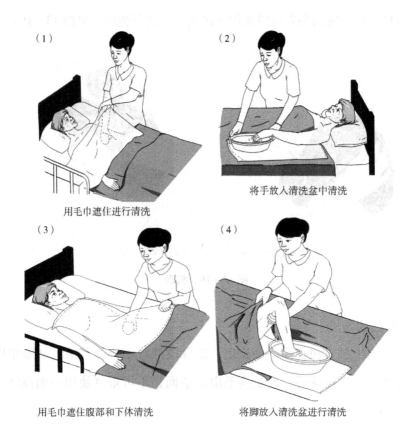
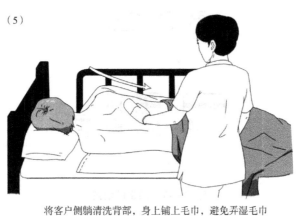

将客户侧躺清洗背部，身上铺上毛巾，避免弄湿毛巾

图 13 – 18　身体的清洗

1. 清洗身体时，首先要保护客户的隐私：要用毛巾对客户的身体部位进行适当的遮挡，尽可能不要暴露客户的身体，特别是客户身体的隐私部位。另外，用毛巾遮盖客户身体，还可以保持客户身体的体温。

2. 清洗客户身体时，不要忽略对客户身体多皮处以及一些关节连接处部位，如腋下、乳房下侧、大腿根部等处的清洗。

3. 浸泡手脚，有利于客户手指甲和脚趾甲的清洁和修整。

（六）会阴清洁

客户会阴护理既要保证清洗干净，又要防止清洗过程中的感染。见图 13 – 19。

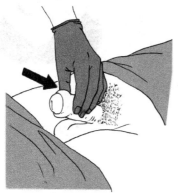
将较长的包皮撸下，漏出龟头进行清洗，清洗之后，恢复包皮原有的状态

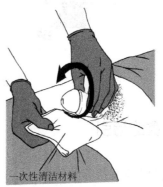
一次性清洁材料
向着一个方向清洗，不可重复使用清洁材料表面

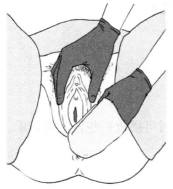
分开外阴唇，自上而下清洗，不可重复使用清洗材料表面

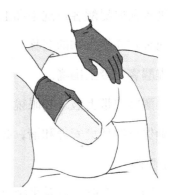
从会阴出向肛门处清洗，一个清洁材料表面不可重复使用

图 13 – 19　包皮及会阴清洁

穿（脱）衣服

　　给客户穿衣时，要从客户虚弱的一侧开始穿。给客户脱衣服时，要从客户健康的一侧开始脱。见图13-20。

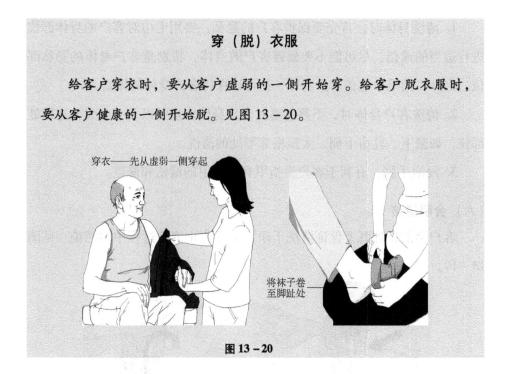

穿衣——先从虚弱一侧穿起

将袜子卷至脚趾处

图13-20

五、进食的指引

　　1. 提供健康营养的饮食。

　　2. 食物好的色、香、味可以提升客户的食欲和精神的喜悦程度。

　　3. 进餐前要提醒客户洗手和上卫生间。

　　4. 向客户介绍食物的名称。

　　5. 提醒客户带上围嘴。

　　6. 提醒客户带上假牙和眼镜。

　　7. 确保进餐环境安静和谐，必要时可播放一些轻柔的音乐。进餐环境不要过于喧闹。

　　8. 鼓励客户多吃，以及平衡进食。

　　9. 鼓励客户自我完成进餐的进程。

10. 给予客户充足的进餐时间，不要催促客户。

11. 客户的特别饮食，要依据护理计划或医生的指示提供固体、半固体、流食和鼻饲，鼻饲的食物导管要由护士来放置。

12. 喂食的指导：

（1）每次喂食的实物量占勺子的1/3。

（2）确认客户将食物咀嚼并吞下后，再喂下面的食物。

（3）固体食物与液体食物（汤或饮品）要分别喂食。

（4）当客户使用吸管饮用热的汤类时，必须事前确认汤类食物的温度适合饮用。

13. 在进餐过程中，若客户嘴上或衣服上粘上了食物，要及时清理，以保持客户的尊严感。

14. 在进餐过程中，可以与客户谈论一些愉快的事情；要避免在客户进餐时谈论一些沉重的话题，同时也避免令客户过多地回答问题，这样会影响进餐节奏。

六、排泄的护理支持

（一）排尿支持

1. 正常排尿支持的规则。

（1）遵循医药消毒措施、标准预防措施和血液病毒传染预防措施的有关要求。

（2）遵循客户个人正常排尿规律和习惯；按照护理计划进行检查。

（3）当客户排尿要求帮助时，马上给予支持。

（4）帮助客户实施正常的排尿姿势，即男士为站立式，女士为坐或蹲式。

（5）将衣物或床单等物盖在客户身体上，从而保证客户身体的温暖和隐私的保护。

（6）提供隐私保障。拉上床周围的遮蔽帘，关上房间和卫生间的门并拉下窗帘；如果客户可以独立完成程序，这时护理人员就需要离开房间或卫生间。

（7）提醒客户冲洗马桶。有些客户可能对排尿的声音感到尴尬，因此可以播放一些音乐来遮盖排尿的声音。

（8）如果客户太虚弱或行走等行动不稳定，可以让客户待在原处。

（9）及时回应客户的呼叫。

（10）允许客户有足够的时间排尿，不要催促客户。

（11）让客户放松。有些客户喜欢在这时阅读。

（12）如果客户排尿困难，可以在水池中放水或让客户将手指放在热水中，这样可以刺激客户排尿。

（13）必要时提供会阴处的护理。

（14）排尿后，让客户清洗双手，护理人员这时可给予必要的支持。

（15）要定时提醒或支持客户上厕所、提供尿盆和便盆，因为有些客户需要这些帮助和支持时会感到尴尬和不好意思。参见图 13 - 21。

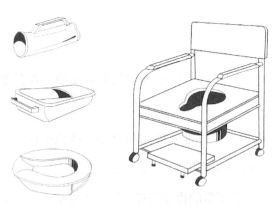

图 13 - 21　排泄辅助器具

2. 对于使用导尿管的客户的护理（见图 13 - 22）。

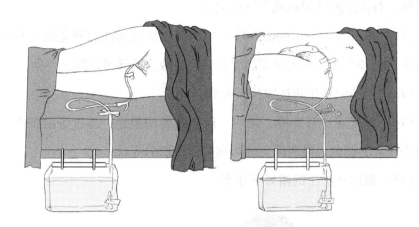

图 13 - 22　使用导尿管

（1）遵循医药无菌规定、标准预防措施和血液病毒预防规定。

（2）应由护士负责导尿管的放置和取出。

（3）要保持导管的通畅，确认导管没有打结和被客户压住。

（4）确保导尿管和排尿管良好连接。

（5）将排尿袋系在床架上。不要将排尿袋系在床护栏上，这有可能会造成排尿袋放置高度高于膀胱的水平，造成尿液不易排出。

（6）不要将排尿袋放到地上，这可能会造成污染。

（7）使用别针、胶带等将排尿管固定在床单上，确保排尿管没有打圈或打结。

（8）可以使用胶布将导尿管固定在大腿内侧；男性客户可将导尿管固定在腹部，这样可以减少导尿管的运动从而减少内部的摩擦。

（9）检查导尿管与排尿袋连接处是否有渗漏；如果有，要马上报告给护士。

（10）提供每天及大便后会阴的护理。

（11）当班服务员在下班前，要按照护士的指导清空排尿袋，并记录排尿量，对排尿的增加和减少进行记录。

（12）打开导管将尿液倒入乘量容器时，要特别注意避免微生物进入导管中；对每个客户使用独立的容器乘装尿液，这样可以防止传染。

（13）不要使排尿袋接触任何表面。

（14）如果客户有疼痛、烧灼、排尿需要的抱怨，要报告给护士，同时报告尿液的颜色、混浊度、气味和其他特别的症状。

（15）鼓励在护士的指导下饮水。

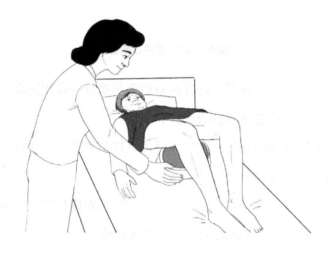

图 13 - 23 排便

（二）排便支持

便秘是指干硬的粪便在肠子中运动较慢导致排便困难，便秘时排便要使用很大的力气；这时的粪便是量大而坚硬的，这样的粪便在通过肛门时会使人感到疼痛。这通常是由于低纤维食物的食入、对排便冲动的忽略、较少的水分摄入、不运动、药物、衰老和特别的疾病等造成的。

清除粪便嵌塞的指导具体如下（见图 13 – 24）：

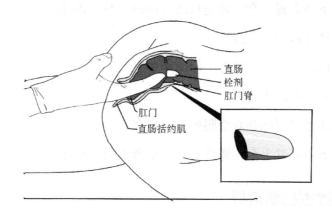

图 13 – 24 清除粪便嵌塞

1. 检查客户的心跳，注意心跳的频率和节奏。

2. 让客户用嘴进行深呼吸。

3. 将戴着涂有润滑剂手套的食指插进客户直肠。

4. 用手指抠住小块的粪便。

5. 将手指和粪便一起抽出。

6. 将粪便放到便盆中。

7. 用纸巾清理自己（护理人员）的手。

8. 重复 1 ~ 6 步骤，一直到没有粪便时为止。使用另一只干净的手检查客户脉搏。要特别注意心跳的频率和节奏；如果心跳较慢或节奏不正常，要马上报告护士。

9. 使用卫生纸清理客户的肛门处。

10. 将毯子盖在客户身上。

11. 将便桶盖上。

12. 摘下并弃置手套，换上一双干净的手套。

13. 将床护栏升起，并将便盆拿到厕所进行清洗、消毒。

14. 摘下并弃置手套，清洗自己（护理人员）的手。

15. 在清洗盆内放入温水。

16. 返回房间，降下护理一侧的床护栏。

17. 戴上干净的手套。

18. 清洗客户臀部并对会阴处进行护理。

19. 摘下并弃置手套，清洗自己（护理人员）的手。

七、提升睡眠品质指导

睡眠是一种无意识地减少自主肌肉活动和降低新陈代谢的状态。睡觉是一种基本的生活需求。

（一）影响睡眠的因素

1. 疾病。

2. 营养。

3. 运动。

4. 环境。

5. 药物和其他物质。

6. 生活方式的改变。

7. 精神和情绪问题。

（二）提升睡眠品质的措施

1. 组织好护理程序，不要打扰客户休息。

2. 在睡觉之前，避免激烈的身体运动。

3. 鼓励客户睡前避免考虑生意或家人事务。

4. 各户房间要有舒适的温度。

5. 允许客户在睡觉前洗个热水澡。

6. 提供睡前小吃。

7. 避免食用含咖啡因食物，如咖啡、茶、巧克力等，避免饮用带酒精的饮料。

8. 热牛奶有助于睡眠。

9. 睡前让客户上厕所；确认无意识的客户身体处于干净和干燥状态，要及时更换尿（内）裤。

10. 确认客户穿着宽松的睡衣。

11. 向那些怕冷的客户提供合适的温度（必要时给客户盖上毛毯，穿上袜子）。

12. 避免噪声。

13. 将窗帘拉上，使房间暗淡，记住关掉亮灯。

14. 在通道和护理站开启亮灯。

15. 确保床单干净、平整、不起皱。

16. 给予身体必要的支撑。

17. 确保客户处于良好的身体姿势。

18. 必要时按摩客户背部。

19. 必要时实施减缓疼痛的措施。

20. 允许客户睡前阅读。

21. 允许客户听音乐、看电视。

22. 按要求支持客户做放松运动。

23. 坐下与客户交谈。

八、疼痛的护理

随着身体健康状况的下降以及年龄的增长，半数以上的老人都会经历各种疼痛，其中较多的是关节的疼痛以及由于循环系统功能下降而造成的身体疼痛。疼痛的护理也是大多数癌症客户主要的护理内容之一。

（一）疼痛的描述

1. 酸疼。

2. 烧灼感。

3. 碾压感。

4. 迟钝痛感。

5. 撕咬感。

6. 刀割感。

7. 穿刺感。

8. 急剧痛感。

9. 刺疼。

10. 跳动痛感。

11. 钳枷痛感。

（二）疼痛的征兆

1. 身体反应。

（1）呼吸、心跳和血压增加。

（2）红肿。

（3）恶心。

（4）呕吐。

（5）皮肤暗淡（苍白）。

2. 行为。

（1）说话改变：节奏变慢或变快，语调变高或变低。

（2）哭泣。

（3）痉挛。

（4）脸部变形。

（5）呻吟。

（6）发出咕噜声。

（7）抓住疼痛的部位。

（8）易怒。

（9）保持一个姿势，不愿意移动。

（10）抱怨。

（11）过于安静。

（12）休息减少。

（13）低声喃喃自语。

（三）提升舒适感和减轻疼痛的护理措施

1. 让客户处于良好的身体姿势，可使用枕头作为支撑。见图 13 – 25。

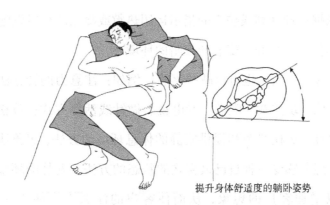

提升身体舒适度的躺卧姿势

图 13 – 25　减缓疼痛

2. 保持床单的平整，不要起皱。

3. 确认客户不是躺在浸湿的表面上。

4. 支持客户上厕所，提供尿盆或便盆。

5. 提供毛毯以保持身体的温暖，防止着凉。

6. 运用正确的提升、转移和翻转程序。

7. 服用止疼药物半个小时后进行护理程序。

8. 按摩客户背部。

9. 播放轻柔的音乐来使客户平静。

10. 使用触摸的方式来使客户舒服。

11. 如果客户要求，允许客户家人或朋友待在客户床边。

12. 不要突然或不和谐地移动床。

13. 轻柔地抓住客户。

14. 如果客户正在接受功效较强的镇痛药物或镇静剂时，要实施必要的安全措施：

（1）保持床处于较低的位置。

（2）每 10~15 分钟检查一次客户。

（3）依据护理计划或护士的指示运用热敷或冷敷的材料设施。

（4）提供一个平和、安静和较暗的环境。

还有一些护理措施也可以减缓疼痛，例如：注意力的转移法，一般是采用播放音乐、玩游戏、唱歌、看电视、做针线活等方式；放松法，一般是采取深呼吸、放松肌肉和提供安静的休息环境的方法；想象法，是指通过让客户去想象感受一种自己最喜欢的状态的方法，安静的环境、轻柔的谈话都可以增加客户的想象，从而使客户的注意力专注于一种舒适的状态。

九、居家清洁指导

居家老人护理服务中的居家清洁工作可能包含在其工作职责之内，每个客户要求的工作内容都不同，涉及的居家清洁工作大体包括客户生活环境（卧室、浴室、起居室、厨房等）的清洁，与客户有关的衣物、床上用品、毛巾等的清洗等。居家清洁工作是居家老人护理服务的一项附属工作，在实施这些工作之前，一定要确认必要的护理服务程序和工作已经完成，以及客户已处于一个相对安全、稳定的状态。

居家清洁指导包括以下具体内容：

1. 计划好要做的工作，不要试图一次完成所有清洁任务。

2. 要对清洁所使用的清洁剂、消毒剂、漂白剂的使用指导有清楚的理解。

3. 衣物清洗要分类，外穿衣物与内衣物要分开清洗。

4. 清洗衣物之前，要对衣物进行检查，防止一些钱物、单据或文件等被一起洗掉。

5. 要对污染过的家具、地面、衣物、卫生洁具等及时进行消毒清洗。

6. 对于房间的清洁路线，一般是从房间的大门顺着墙的一个方向进行逐一的清洁，最后绕房一周，从房间大门退出。不要遗留垃圾和脏的毛巾或清洁布等。

7. 漂洗一般只针对白色的衣物、床上用品、毛巾等，有色织物要与漂洗衣物分开。

8. 木质或复合木地板的清洁不能直接用水拖洗，因为过多水分可能会损坏地面。

9. 屋内或织物的异味可能是由于屋内空间不流动而造成的，护理人员要经常在客户不在房间或向客户提供保温的情况下，开窗保持室内空气的新鲜。遇有雾霾天气时，家中最好配有空气净化设备。

10. 使用化学清洁剂或消毒剂进行清洗时，要带上橡胶手套。操作时，动作要轻柔，防止化学药剂的外溅，特别要预防化学药剂溅到嘴巴或眼睛里。一旦溅到，应马上直接用自来水对眼睛或嘴进行冲洗，必要时应及时去医院进行处置。

11. 对于居家物品的清洁要小心，动作不能太快、太急。客户居家有些物品比较贵重或有纪念意义，对于这些物品的清洁一定要特别小心谨慎。

12. 护理人员在进行清洁整理工作时，要正确地运用身体机制，尽量避免使用背部、颈部、手臂、肩部的肌肉，避免在不正常的状态下去抬、拉、拽、提物品，避免去够远处或高处的物品。如要使用梯子、凳子等物品时，一定确定它们处于稳固状态。

13. 在清洁居家时，不要随意挪动家具；如要挪动，必须复原。对于客户放置的物品、文件等，不要随意改变位置；如整理时需要改变这些物品或文件的位置，要事前告之客户。

14. 客户的许多习惯是多年养成的，很难说这些习惯是好还是不好。护理人员要尊重客户的选择。要事前了解客户自身特有的习惯，如铺床、洗衣、更换衣服等习惯。有些客户可能喜欢直接面对面的交流，而有的客户习惯写邮件或留字条的方式；有的客户是每天更换外衣，而有的客户则是每两天更换一次外衣；等等。

15. 居家清洁的工作范围不包括对客户家人衣物以及房间的清洁，居家护理人员的服务只针对客户本人。如果客户要求居家护理人员向客户家人提供清洁服务，居家护理人员可以向其护理服务主管汇报。

十、预防摔倒

（一）预防摔倒的措施

1. 居家护理服务人员和客户都要清楚，特定的客户居家环境以及客户的健康条件可能是造成客户摔倒的主要因素。特别要意识到，摔倒对老年人特别对 80 岁以上的高龄老人健康的负面影响是很大的。

2. 房间、走廊和浴室要有良好采光。

3. 灯的开关应容易触及。

4. 应在浴室、走廊和房间设置夜灯。

5. 应在浴室设置扶手。

6. 安全扶手和把手应设置在淋浴室、浴缸和坐便器旁边。

7. 地毯应是墙到墙铺装，并要固定好，避免滑动。

8. 地面覆盖一种颜色，花色的地面会使老人感到头晕。

9. 地面应是不滑的表面。

10. 硬木地板表面不要打蜡。

11. 地面和楼梯不能有玩具、电线和其他可能让人摔倒的东西。

12. 尽可能避免重新放置家具。

13. 座椅要有扶手，以便支持站立或坐下。

14. 浴缸和淋浴室要用防滑的地面或防滑垫子。

15. 当客户不愿意护理人员（特别是异性护理人员）支持洗浴时，护理人员有必要停留在浴室外面，不要走开，随时观察和询问客户洗浴的状态，并及时向客户提供必要的支持。

16. 电话和台灯要放在床边。

17. 要穿防滑的鞋或拖鞋，避免鞋上带有较长鞋带。

18. 衣着要合适，不要穿太宽松的衣服并且任其拖拉在地上。

19. 如有必要，要让客户戴上眼镜或助听器。

20. 对于那些走路不稳或较为虚弱的客户，在他们行走时，护理人员要提供陪伴支持服务。

21. 老人因起床、离开轮椅或行走需要帮助时，一定要叫护理人员帮助，切忌自己行事。

22. 客户呼叫帮助或支持时，服务人员要及时回应。有些客户也许需要马上获得帮助或他们不能长时间等待。

23. 要经常地查看那些没有判断力或记忆能力低下的客户。

24. 可以用枕头或揿入的垫子和坐垫，这样可以保持客户或老人正确的姿势。

25. 老人或客户在上厕所时，只要需要，就应提供帮助。

26. 老人洗浴和排泄应在有规律的时间进行。

27. 没有人提供帮助时，便盆或小便盆应放在老人或客户能够拿到的地方。

28. 床应降至最低水平，除非护理人员正在进行护理工作。

29. 除非有医生的指令，平时应保持床护栏升起的状态。当床处于较高的状态时，床护栏一定要升起。

30. 拐杖或步行器都应有防滑底部。

31. 轮椅的闸应处于正常的状态。

32. 当移动老人或客户时，要将床的轮子、轮椅和担架车轮子锁好。

33. 走路不要太急，特别要注意的是，当走在拐角、走廊的交叉处以及出入门时，过急的行走都有可能伤及对面来的人。

（二）客户摔倒时的保护

当客户摔倒时，护理人员要保持冷静，要尽可能贴近客户，向前伸出一只腿，用膝盖和大腿抵住客户，另一只腿尽可能向后发力，这样可以减轻客户向后倒下的冲击力。护理人员继续抓住客户，最后将其放在地面上，特别注意：护理人员不要试图用自己的身体去承受客户向后倒下的全部力量，因为这样很容易造成护理人员的意外受伤。在客户摔倒时对其进行保护，是客户在突发摔倒时所能采取的、最大限度地减轻客户伤害的安全措施。见图 13 – 26。

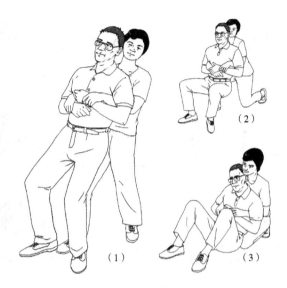

（1）（2）（3）

图 13 – 26　减轻客户摔倒的伤害

十一、褥疮的预防

褥疮也常称为压力疮，它是因为没有释放压力而造成的受伤。它一般出现在骨头突出的部位。当皮肤处于骨头与硬的表面中间并受到压力时，就会产生褥疮。硬的表面主要是指床垫和座椅。肩膀、肘部、胯骨、臀部、膝盖、脚踝、脚跟、脚趾等都是最容易出现褥疮的部位（见图 13 – 27、图 13 – 28）。身体某些部位由于长时间经受压力，造成皮肤和下层组织的供血不足，细胞不能获得养分，导致皮肤和组织的坏死。另外，破损的皮肤是一个开放区域，在这里非常容易受到病毒的侵害，同时，破损的皮肤都有供血不足的问题，皮肤的感染和供血不足也会导致褥疮。皮肤的撕裂是皮肤黏在某个表面（一般是床和椅子），而下层的身体组织却向某个方向拉动，从而造成血管和组织的损害（这种情况多出现在客户在床上和椅子上向下滑动的时候），造成该区域的供血减少。

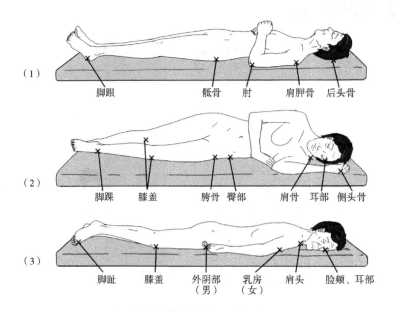

图 13-27　卧姿压力点

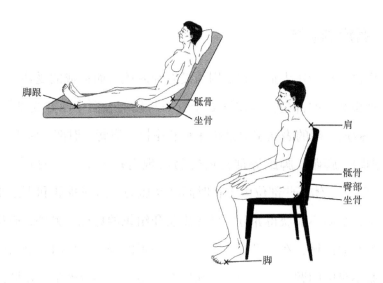

图 13-28　坐姿压力点

（一）下列类型的人容易患褥疮

1. 被限制在床和椅子上的人。

2. 不能移动的人。

3. 大小便失去控制的人。

4. 营养不良的人。

5. 精神意识不清的人。

6. 循环系统有问题的人。

7. 年老、非常消瘦或营养不良的人。

（二）褥疮的四个阶段

1. 阶段一：皮肤泛红。当将该区域皮肤周围的压力释放后，皮肤的颜色不能恢复正常。

2. 阶段二：皮肤破裂、水肿、脱皮，出现浅层破损区域。

3. 阶段三：皮肤完全脱落，皮下组织暴露。皮下组织暴露是非常危险的。

4. 阶段四：肌肉和骨头暴露出来。

褥疮的预防远远比治愈它容易得多。良好的健康护理、皮肤清洁和护理，都是预防褥疮的基本要求。

（三）预防褥疮的措施

1. 每两个小时（或按照护理计划）重新设置客户的体位。有的客户可能需要更短的时间。可以用枕头支持客户身体，30 度侧躺的姿势是常被推荐的。

2. 提升和移动客户时，要特别注意不要撕扯和摩擦皮肤。

3. 为了防止皮肤撕扯，床头不要升高超过 30 度，要遵循护理计划。

4. 为了防止皮肤摩擦，可以在客户身下放置一块棉制的防护垫。

5. 提供洁净的皮肤护理。洗浴后必须要擦干身体。皮肤不能有大小便、汗和分泌物。

6. 要较少地将皮肤暴露于潮湿的环境中。要经常查看那些大小便失禁和大量排汗的客户。如有必要，应及时更换客户的床单和衣服，并提供皮肤护理。

7. 要检查客户使用的肥皂。记住，肥皂具有干燥和刺激皮肤的作用。

8. 使用一些护肤产品去保持诸如手、肘、腿、脚踝和脚跟等处的湿润。

9. 当重置客户姿势时，可以进行背部按摩，注意不要压骨头部位。

10. 不要摩擦或摁压皮肤红肿的部位。

11. 使用枕头和毛毯来防止皮肤与硬物的接触。

12. 可以用枕头将脚垫起，以免脚跟接触到床。

13. 提醒坐椅子的客户每15分钟更换坐姿。

14. 如果客户皮肤出现破损和褥疮问题，护理服务人员应及时向护理主管报告。

十二、护理中的物理限制指导

这里说的限制，是指运用一些物资、设施、衣服、材料（或化学材料）去限制人的身体活动的自由。限制只有当对客户治疗必要时才使用，这些治疗也许会针对包括身体、精神或行为上的问题。限制既表现为对客户自身的保护，同时也是对其他客户的保护。对于那些思维混乱、缺乏判断力、有行为问题的客户，是经常采用限制手段的。

物理限制是通过绷带、绑带等将客户限制在床或椅子上，以防止身体的运动。限制可运用在胸、腰、肘、腕、手或腿等部位。

（一）使用限制的负面影响

客户想脱离限制装置时，容易造成受伤。另外，错误的限制手段的使用也是造成客户受伤的主要原因。大部分来自限制的危险是由于错误限制的实施以及缺乏有效的监控，它们可能会造成窒息甚至死亡。限制也会对客户产生心理上的影响，这表现为影响他们的自我尊重感。沮丧、生气和焦虑等都是常见的由于限制而产生的心理现象。这也会使客户感到尴尬、羞辱并产生对人的不信任感。

（二）使用物理限制的安全指导

1. 限制的目的是为了保护客户，而不是为了工作人员的方便。只有当限制是对客户最好的安全预防措施时，才能使用限制的方法。限制不是对不合作客户的惩罚。

2. 限制是只有医生才能做出的决定。

3. 应当尽可能减少使用限制手段。主动的身体限制是将限制设备直接依附和固定在客户身体部位，它是为了限制客户运动，如腰、腿、手臂、手的限制；被动的身体限制是将限制设备依附在客户身体附近，它允许客户身体某个部位活动。被动的身体限制对客户的预限制较少。

4. 限制手段必须要在其他的保护手段尝试失效之后才使用。

5. 不必要的限制是对客户错误的监禁。如果要运用限制，服务人员必须要清楚地知道相关要求。如果服务人员运用了不必要的限制，有可能会受到非法监禁的指控。

6. 运用限制手段必须征得客户同意。

7. 要遵循生产厂家的指引。生产厂家都会提供使用和保护限制设备的说明。没有遵循这些说明出现的误操作，会对客户带来安全问题。

8. 护理护士和护理人员应满足被限制客户的基本需求。限制设备应柔和而结实，但不要太紧，太紧的限制对呼吸和循环系统有影响。客户必须处于舒适状态，并且能够使被限制的部位做有限而安全的活动。要每15分钟检查一次客户。务必要满足客户的食物、饮水、排泄和活动的需要。

9. 限制手段的使用对预防客户和护理人员受伤提供了更大的帮助。有些客户会突然伤害自己或其他人。使用物理限制时，那些好斗及异常兴奋的客户可能会伤害他们自己和护理人员，护理人员应当快捷而安全地完成物理限制操作工作。

10. 限制会增加客户的思维混乱和焦虑。有些被限制的客户意识到自己的活动受限时，也许会尝试挣脱限制，可能有争斗或拉扯行为，还有些人企图请求路人帮助解脱限制。这些都是混乱的征兆。有些客户思维混乱的加重是由于他们不了解在他们身上发生了什么，所以需要服务人员经常向被限制的客户解释，并使他们放心。花一些时间与客户在一起，能起到平静客户心灵的作用。

11. 要保证客户的生活品质。限制要尽可能在最短的时间完成。除了要满足客户身体上的生理（水、食物和排泄）需求，必要时，还应满足他们心理上的需求。

限制是危险的。不适当的使用和缺乏监管有可能造成死亡和受伤。记住，要每15分钟对被限制的客户进行一次观察；至少2个小时松懈一下限制装备。

十三、中风者的护理

（一）居家中风老人护理安全指导

中风老人的护理方向是以恢复、提升老人因中风而造成身体和精神功能缺损的水平。护理安全环境指导特别强调安全的护理环境对于老人康复和预防老人受到进一步伤害（特别是头部伤害）的重要作用。中风往往会造成人的身体功能（特别是运动功能）和大脑功能双重损伤。所以，中风护理的安全考量可能会涉及身体功能、认知、记忆和心理等多方面因素。这里特别要强调以下几个方面：

1. 居室要有足够的空间。要使像轮椅、可移动马桶甚至氧气瓶及提升类设备等有充足的运转空间。这些设备不使用时，要马上放置在适当的地方，不要阻挡行走的通道或占据行走的空间。

2. 居室应该有足够的空间，以便老人在家进行康复活动。

3. 严格执行前面所提到的有关卫生间的安全措施，因为大部分老人摔倒且造成头部或其他部位受伤的地点主要就是卫生间。

4. 如有可能，卧室到卫生间之间最好无障碍（如门过桥、门槛等），而且可以径直进入卫生间。

5. 移除较厚的地毯或块毯。

6. 将球形门把手更换为手柄式把手。

7. 尽可能不要出现光滑的地面，地砖要保持干燥，不要给木地板打蜡。

8. 给过道、楼梯、浴室墙加装安全扶手。

9. 家中的通道要畅通。移除不必要的家具、绳索和电线。

10. 保证室内照明绝对充足。

11. 对于有跃层的房间，应尽可能在楼梯处安装电动升降椅。实在不行，就让老人在首层居住，记住，老人不能下楼或很少下楼时，这对于老人整体的健康状况和生活品质都是有负面影响的。

12. 老人所坐的椅子必须要有扶手。

13. 将日常物品放置在容易触及的地方，不要放得太高或太低，不要使客户用伸手去够的大动作来获得物品，防止背部拉伤以及不必要的身体失衡。

14. 最好使用无线电话。

15. 轮椅或座椅的高度应合适，保持脚面平稳触及地面，上身与大腿呈90度角；并且，要在客户腰背部放置支撑垫。

16. 拐棍的合适高度应该是：在手握住拐棍时，前手臂与后手臂呈120度时的拐棍高度最佳。

17. 卧室中可以放置电视和音响。

18. 在床边放置结实的桌子或椅子，以便老人上下床。

19. 轮椅和床一般情况下处于锁着的状态。

20. 床的高度一般为55厘米，并与墙相靠。

在居家护理环境下，客户身体上的褥疮、明显的瘀血和皮下的瘀青，有原因或无原因摔倒或其他受伤情况，情绪不稳，室内异味，家中有许多未清理的垃圾或未清洗的衣物，房间杂乱无章、光线昏暗、温度过高或过低，以及走失等现象，都说明客户家人照顾自己亲人方面或护理人员服务方面存在严重的问题。这里需要强调：老人护理中的安全问题是个不容忽视、不可变更或通融的硬性指标问题，它是事关护理质量和生活品质的最重要的标志之一。

（二）居家瘫痪客户的护理指导

1. 预防摔倒。将床护栏升起，床要处于低的位置，紧急呼叫信号开关要放在客户可触及的地方。如果客户不能使用紧急呼叫装置，要经常查看客户。

2. 预防烫伤。瘫痪客户对于温度的敏感度大大降低，所以要经常检查洗澡水、供热的设备和食物的温度。

3. 预防褥疮。至少每 2 个小时翻转和变换客户身体姿势一次。

4. 提供皮肤护理支持，采取必要措施预防褥疮出现。

5. 保持客户处于良好的身体姿势状态。使用枕头、护脚板等用具支撑客户的身体。

6. 进行大小便的训练。

7. 肢体运动（主动和被动运动）支持，保持肌肉的功能和防止肌肉萎缩，以支持身体其他部位的活动。

8. 满足客户对食物和饮水的需要，提供自我支持的工具，如有必要，需给客户喂食。

9. 给客户以精神和心理上的支持。

10. 给予物理治疗、专业治疗和职业的恢复训练，帮助客户重新获得尽可能独立实现的功能。

十四、老人失智症的护理

（一）阿尔茨海默病人和其他老年失智者的护理

患有阿尔茨海默病和其他失智疾病后，会使客户、家人和护理人员感到非常沮丧。除非病情比较严重，通常客户是在家中接受护理的。较严重的客户一般是在护理中心、老人院或医院接受护理。客户应获得护理人员的支持和理解，同时，家人的支持也非常重要。

需要指出，患有阿尔茨海默病的人对于健忘、自身失调、不安和行为粗鲁是无法自主选择的，他们不能控制自身。所以，客户所出现的举止、行为都是疾病的反应，不是客户自身的问题。

目前没有有效的方法医治阿尔茨海默病。客户病情的发展因人而异，有的要持续很多年才恶化到非常严重的状态。高水平的护理对于客户的健康非常重要，特别是在阿尔茨海默病中后期，客户完全依靠护理人员的照顾，因为这时客户已不能表达他们的需求。

老人失智症的居家护理首先考量的还是安全问题。客户由于认知功能失调，不知道自己言行的原因和后果，也无法认知和判断环境以及环境对自己安全的损害可能。一个安全、舒适的生活环境能够帮助患有认知障碍疾病的老人更加放松和愉悦，那些抑郁、沮丧、焦虑、担忧的情绪或心情也会随着和谐、温馨的气氛而缓解。专业老人护理要学会用患病客户的视角来看世界，这样就会更加了解老人的言行和思维习惯，增进对护理老人的安全性的认识。

（二）居家老人失智症护理的安全指导

1. 安全性。

（1）对于那些漫游的老人，要建立一个安全的"漫游路径"。

（2）对家具上那些尖利的棱角做缓冲处理。

（3）将反光胶带贴在从卧室到卫生间的通道处，作为标记（此即夜间标记）。

（4）在所有电插座处安置插孔防护盖。

（5）将车库和地窖的门锁好。

（6）清除所有有毒的家庭用品，将其放置在上了锁的储藏室内。

（7）将酒柜锁好，或将酒放置到储藏室内。

（8）移除所有锋利的物品。

（9）火柴、打火机等火源必须放置在老人不能触及的地方。

（10）在门上安装安全门闩和锁，在门上安装报警器。

（11）避免家中家具、地面或墙面出现刺眼的强光。

（12）运用均匀水平的灯光，避免在天花板或墙面上产生阴影。

（13）如果老人出现幻觉的现象，就需要遮蔽或移走家中的镜子。

（14）将汽车车库门的钥匙放在老人无法触及的地方。

（15）将家中的药品放在一个带锁的柜子或抽屉里。

（16）对家中全开启的窗户进行改造，使得开启的宽度不超过10厘米。

（17）将家中重要的文件、证件放置在老人不能触及的地方。

（18）墙面选择有抚慰作用的颜色，或是老人自己喜爱的颜色。

（19）地面不要有带颜色的图案，特别是不要有花哨图案的地毯。

（20）如果老人处于头脑混乱状态，有必要将家中房间或家具、物品加上标签以作提醒。

2. 卫生间。

（1）将淋浴器和水龙头用颜色标注：开到哪里是合适的温度。

（2）将垃圾桶移走（否则，失智的老人可能会尿在里面）。

（3）洗漱盆附近不要有任何电器插座。

（4）拿走剃刀和潜在的有毒性的物品。

（5）浴液、洗头液、肥皂水等的盛装容器要有紧闭的密封盖，严防液体流到地面或浴缸内。

（6）卫生间的地面要始终保持干燥。

（7）卫生间内要保持空气流通。

（8）热水龙头要注有明显的红色标志。

（9）水龙头应为冷热水混合式龙头。

（10）坐便器和洗脸池的颜色应与地面颜色有明显反差。

3. 厨房。中式厨房一般有门，可以将门锁起来。而现在流行的西式开放厨房，可能会给那些失智老人带来更多潜在的安全问题。

（1）移除可能使老人产生混乱印象的物品（镜子、挂件、画、装饰物等）。

（2）如有可能，给冰箱加上锁。

（3）掩饰垃圾箱的开关。尽可能不要在厨房存放垃圾，有垃圾应及时清理。

（4）所有橱柜都要贴上标签。

（5）加装煤气炉开关阀门，以便在人离开厨房时就及时关上开关（最可推荐）。

（6）安装带短路跳闸功能的电器插座。有时一个插座可控制其他几个插座，当不使用电炉、电烤箱、烤面包机时，要习惯性地将电器插座上的开关设置在断电的位置处（最为推荐）。

（7）拿掉烤箱、烤炉、电炉的操作旋钮，或贴上标签。

（8）使用电器锁定开关，使得除了服务人员等照顾老人的人，其他人不能开启电器。

（9）将烤箱的门锁好。

（10）刀具、厨房用具等尖利的金属物品要放置在老人不能触及的地方。

4. 卧室。漫游是失智老人主要的症状表现之一，卧室安全指引中应该考虑到与此有关的潜在安全因素。

（1）选用较高的床头和床位，并使用床护栏，这样可以防止老人夜间从床上爬出去。

（2）如有可能，在老人床边安装红外线警报器；当老人在夜里越出某个设定区域时，报警器就开始报警。

（3）也可以安装一种类似婴儿监控的装置，价格也很便宜。

（4）将室内的温度、湿度、光线和声音控制在舒适的水平。

（5）室内、过道和卫生间要有夜灯。

（6）老人卧室的门不要带锁。家里的外门要锁好，建议使用那些带有反锁功能的门锁（只能用钥匙才能开启或锁上）或其他智能门锁。

（三）失智症（阿尔茨海默症）客户的护理指导

1. 环境。

（1）遵守已建立起来的日常生活安排程序，保持生活的规律和一致性。

（2）避免经常更换居住地点和环境。

（3）在房间、洗手间、饭厅摆放置一些照片或画片。

（4）将客户的东西放在他们可以看到的地方。

（5）将一些起提示作用的物品（如钟表、日历等）放在客户可以看到的地方。

（6）将噪声保持在较低的水平。

（7）播放一些客户过去喜爱的音乐或电影。

（8）保证客户实施的是简单任务或活动。

2. 交流。

（1）在安静和平静的状态下接近客户。

（2）遵循交流规则，经常训练，以提升交流的能力。

（3）对所有程序和活动进行简单的解释。

（4）给予客户一致的反应。

3. 对于漫游的客户。

（1）确认门窗已安全锁好。

（2）锁通常要安置在门的顶部或低部。

（3）确认门的警报系统处于开启状态。

（4）确认客户随时佩带身份信息认证物品。

（5）鼓励客户锻炼身体。身体锻炼可以减轻漫游的病情。

（6）不要限制客户，这样也许会增加客户自我的混乱和失控。

（7）当客户想要离开某地时，不要催促他们，因为他们可能不理解护理人员所说的是什么。

（8）客户坚持要出去时，一定要有人陪伴，同时确认他们是否穿着合适的衣服。

（9）让客户知道自己是生活在一个安全的地方。

4. 对于日落效应的客户。

（1）从下午开始就提供一个安静的环境。客户的治疗和活动宜在早些时间进行。

（2）不要限制客户。

（3）鼓励客户在早些时间进行锻炼和活动。

（4）帮助客户大小便的排泄，憋尿和便秘都会影响客户休息。

（5）不要让客户对事情进行推理，因为他们不知道你在说什么。

（6）不要要求客户告诉你什么在干扰他们，因为他们交流的能力是失调的。他们不知道你在说什么，同时他们不能清楚地思考和交流。

（7）调暗室内的光线并播放音乐来帮助客户安静下来。

5. 对于有幻觉和错觉的客户。

（1）不要催促他们，因为他们不理解你的说什么。

（2）打消客户疑虑，告诉他们你所做的事可以预防不必要的危险。

（3）用一些事情或活动去分散客户的注意力。

（4）运用触摸的方式使客户安静下来，并打消他们的疑虑。

6. 对于客户的基本需求。

（1）提供客户所需的食物和饮品。如有必要，提供指尖大小的小块状食物和纯液体食物。

（2）提供好的皮肤护理。

（3）帮助客户提升大小便排泄的能力。

（4）白天安排客户参加身体锻炼和活动，这样可以减轻漫游和日落效应疾病症状，并且有助于休息。

（5）减少客户咖啡、茶和可乐的摄取，因为这些饮品都含有咖啡因，这样将造成客户思维的混乱、休息不好和兴奋。

（6）提供安静的环境。轻音乐对客户的一些活动是非常有益的，如睡觉、吃饭、洗澡等。

（7）保持个人卫生。不要强迫客户进行淋浴或盆浴，患有老年失智症的客户往往害怕洗澡。当客户处于安静状态时再给他们洗浴。让客户自己选择他们喜欢的洗浴方式。洗浴时，提供必要的隐私保护，同时注意保持客户身体的温暖。不要催促客户。

（8）提供好的口腔卫生支持。

（9）提前安排好护理的设施。

（10）对客户其他身体功能失调和疾病的征兆进行观察。

（11）防止客户传染疾病。

7. 提供护理训练和康复支持。

（1）给予客户记忆训练支持。

（2）给予客户认知训练支持。

（3）给予心理支持。

（4）支持客户参与社会交往。

十五、基础急救知识

急救（First Aid）是指在医疗帮助到达之前，对于疾病和受伤状况的紧急处置。

（一）急救的目的

1. 预防死亡。

2. 预防伤势的进一步恶化。

护理服务人员紧急处置总体指引

3. 了解自己的限制。不要做自己力所不能及的事，不要实施自己不熟悉的程序，要依据环境做自己能做的事情。

4. 保持镇静，这会使客户感到安全。

5. 尽可能地实施标准的预防措施和血液病毒预防措施。

6. 检查致命危险征兆。检查呼吸、心跳和流血。

7. 保持客户躺倒的状态，移动客户身体可能会造成病情或伤势恶化。

8. 实施必要的急救措施。

9. 请求他人的帮助，或请求他人去召唤紧急抢救服务系统（120等）。

当接通急救服务系统后，需要提供下列信息：

● 你的方位。尽可能详细说明你的地址、方位或明显的参照物。

● 你正使用的电话号码。

● 发生了什么（如心脏病、事故）。

● 需要什么帮助。

● 受害人或病患的情况，主要是明显的伤害和生命危险的状况。

● 可能需要什么帮助。

10. 不要脱下客户的衣服，除非必须如此。如果要客户脱下衣服，可以顺着衣服的缝合线撕开或剪开。

11. 保持客户身体温度。可以用毯子、毛衣或外套将客户盖住。

12. 要让那些有意识的客户安心，向他们解释发生了什么，告诉他你已经请求帮助了。

13. 不要给客户任何食物和饮用水。

14. 不要移动客户。紧急抢救人员将做这些。

15. 让围观者远离客户。围观者可能会给客户错误的信息或指引，这样会造成客户错误的判断。另外，围观者可能还侵害了客户隐私。

（二）心肺复苏抢救（CPR）

心脏骤停有 3 个主要特征：无脉搏、无呼吸和无意识。当客户的皮肤变得冰凉和灰白，没有血压时，时要马上进行心肺复苏抢救（CPR）。心肺复苏抢救可以比先前的紧急护理手段向大脑、心脏、肾脏和其他身体器官提供更多的氧分。心肺复苏抢救包括 3 个部分：畅通呼吸道、呼吸抢救、胸外心脏按压。

客户必须平躺在硬而平的表面上，手臂放在两侧，如果要翻转客户，要进行滚动翻转程序；客户也许已经受伤，所以要将客户作为一个整体单位来转动，以防止脊椎的扭动。

1. 畅通呼吸道。呼吸道必须要打开，以便于呼吸。在心脏骤停期间，呼吸道通常是阻塞住的：客户的舌头滑落到喉咙的部位，从而将呼吸道阻塞住。将客户头翘起并抬起下颚，可以使呼吸道通畅。

（1）将一只手放在客户额头。

（2）用手掌压住额头向后将头翘起。

（3）将另一只手顶在下颚骨的下方。

（4）将下颚抬起，并用另一只手将头向后翘起。

呼吸道打开后，要检查口腔中有无呕吐物、松落的假牙或其他异物，这些东西都可以阻碍呼吸。如有假牙，用食指和中指将假牙拿走，并清除呕吐物，记住要戴上手套。尽管不能浪费时间，但还是要尽可能地保护好客户的假牙。

2. **呼吸抢救**。当呼吸停止时，空气就不能吸入，但这时客户必须要获得氧气，否则客户的大脑和其他身体组织就会受到永久的损害。给予客户呼吸的支持称为呼吸抢救。

在开始进行呼吸抢救之前，要确认客户没有呼吸，要做 3 ~ 5 秒钟的观察，要点如下：

（1）保持呼吸道打开。

（2）将你的耳朵贴在客户嘴巴和鼻子边。

（3）观察客户胸部，查看胸部是否起落。

（4）听空气排动声音。

（5）感觉空气在胸前流动。

口对口的复苏抢救是常用的呼吸抢救方法。将呼吸道打开以便实施口对口复苏抢救，将手放在前额，用食指和拇指捏住客户鼻子，使鼻孔闭合，这样可防止空气从鼻孔流出；做个深呼吸，然后将嘴贴在客户嘴巴上，慢慢地将空气吹进客户的嘴里。这时你可以看到客户的胸部因空气进入肺部而升起；你也可以听到客户呼出空气的声音。在客户经过一个吸入和呼出的过程之后，将你的嘴巴离开客户的嘴巴，然后快速地做个深呼吸，以进行下一次呼吸抢救。

口对口复苏抢救并不总是有效，当出现这样 4 种情况时，可以采用口对鼻的呼吸抢救技术：不能将空气吹进客户的嘴里；不能打开客户的嘴；抢救者的嘴巴不能紧贴住客户的嘴巴；客户嘴部有严重受伤。

口对鼻呼吸抢救时，将客户头翘起并抬起下颚，用手指抵住下颚，抢救者用自己的嘴巴盖住客户鼻子，将空气从鼻孔吹入，然后抢救者将嘴巴从客户鼻子处移开，再准备下一次的呼吸抢救。

当心肺复苏抢救开始时，首先给予客户 2 次呼吸，然后每分钟给予客户 10 ～ 12 次呼吸。当实施一个心肺复苏抢救时，在每 15 次胸部按压后，给予客户 2 次呼吸；当两个人实施心肺复苏抢救时，在每 5 次胸部按压后，给予客户一次呼吸。

3. 胸外心脏按压。必须要保持大脑和其他器官的供血，否则，将造成永久性的损害。在心脏骤停时，心脏已经停止向身体各器官泵血，因此，必须要采用其他方式泵血。人工循环方式是采用对胸部按压方式而进行的。每次按压，会压迫血液进入身体的循环系统中。

在进行胸部按压之前，要确定客户是否有脉搏，可以将你的食指和中指按压客户颈动脉来检查。

心脏窝（我们常称之为"心口窝"）处于胸骨与脊骨之间。当对胸骨进行按压时，胸骨被压下，这时会压迫胸骨和脊骨间的心脏。为了有效进行胸部按压，客户必须平躺在硬而平的表面上。

护理服务人员胸部按压时手的姿势：

- 使用食指和中指，放在靠近自己一方的老人肋骨边沿处。
- 手指沿着肋骨边沿向上移到胸部中心的缺口处，缺口处在胸骨与肋骨交合处。
- 将另一只手掌的后部放在贴近前一只手的食指处的下半胸骨处。
- 移开在胸口处的食指和中指。
- 将手放在那只已经放在胸骨上的手背上。
- 伸展手指，使手指离开胸部。

胸部按压必须有一个正确的身体姿势。抢救者的肘部要抻直，肩膀要直对客户胸部。平稳用力向下按压胸骨大约 2.5~5 厘米深（成年人），然后在手不移开胸部的前提下放松压力。要有规律有节奏地进行胸部按压。

（三）成年人心肺复苏抢救（CPR）实施

当出现心脏骤停时就得进行心肺复苏抢救，抢救者必须要确定心脏是否骤停或是否出现昏迷。无呼吸、无脉搏、无反应时就要进行 CPR 抢救（参见图 13-29）。成年人基本的生命抢救措施包括下列步骤：

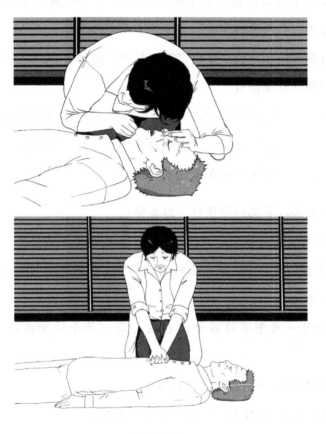

图 13-29

1. 检查客户是否有反应。

2. 呼叫急救服务。

3. 将客户平躺。可以滚动客户，但不要扭动客户椎骨。客户必须是躺在一个硬而平的表面上。

4. 打开呼吸道。让其头向后翘起，下颚向上抬起。

5. 检查客户是否有呼吸。

6. 给予客户 2 次呼吸支持，每次应是 1.5 ~ 2 秒钟；在两次呼吸之间，让客户呼出胸中的空气。

7. 检查客户的脉搏。检查颈部动脉 5 ~ 10 秒钟，另一只手将头部翘起，以保证呼吸道的畅通。

8. 如果客户没有脉搏，给予客户胸部按压。胸部按压频率是 80 ~ 100 次/每分钟。每 15 次按压后，给予 2 次呼吸支持。

（1）要建立一个有规律的按压节奏，并大声数出来，如可以念："1 and"，"2 and"，"3 and"，……"14 and"，"15 and"。

（2）打开呼吸道，并给予 2 次呼吸支持。

（3）重复 4 个循环的 15 次按压和 2 次呼吸支持。

9. 检查脉搏 3 ~ 5 秒钟。

10. 如果客户仍没脉搏，继续进行 CPR 抢救，从胸部按压开始。

11. 继续 15 次胸部按压和 2 次呼吸轮回，每几分钟就要检查一下脉搏。如果必要，重复第 10 和第 11 步骤。

结　语

　　社会的发展与客户的需求，决定了居家老人护理服务将成为今后中国养老服务主要的专业渠道。老人对于居家老人护理服务的需求可能出于不同的原因考虑，但总体上讲，还是一种对较高生活品质的追求。这是社会发展的必然结果。

　　居家老人护理服务更可以体现出与社区互为关联的社会服务关系，它本身就是社区服务所涵盖的方面。因此，社区对居家老人护理服务的支持，不仅仅是表示与居家老人护理服务商的合作关系，同时也更表现为政府对于社区服务（包括老人护理服务）工作的成绩。

　　居家老人护理服务与机构老人护理服务除了护理环境不同，其服务的专业性应该是一致的。尽管居家环境的老人护理服务存在着需求多样化、护理环境限制、管理手段限制等挑战，但在居家老人护理服务主要的三项服务方面，即医疗护理、健康护理（生活支持）、生活服务方面，将体现出不同层次的专业服务。

　　如果说机构老人护理服务较为注重系统的建立和有效运作，那么居家老人护理服务则是在此基础上特别强调对于客户的承诺，即服务的标准性、一致性和持续性。居家老人护理服务的特殊性决定了管理的元素会更多地融入服务运行之中。有效的沟通是开展居家老人护理服务业务首先要面对的挑战，它是整体业务良性运作首要的必须直面的重要管理环节。在居家老人服务管理中，对于沟通理解不深、重视不够以及轻视或忽略的行为，会直接给业务带来严重的负面影响，甚至会直接造成居家老人护理服务业务的停顿或终止。

总体上讲，居家老人护理服务"起步"的门槛不高，是较容易启动的一种纯服务性的业务，但由于其自身的特点，以及它的业务涉及较多的专业知识和专业领域，如社会学、护理学、老人学、康复、营养、心理、管理等，一个专业服务团队的建立就成为居家老人护理业务成功的前提。另外，不得不指出：在中国，尽管居家老人护理服务的市场规模可观，而且发展前景看好，但从投资效益的角度看，居家老人护理服务并不一定是一个很好的盈利模式；一旦在管理运营方面出现某些问题，很容易会因营运成本的提升而造成服务组织不能盈利。因此，精细管理是居家老人护理业务管理的特色。

作为本书的结语，在此对居家老人护理服务的建立和有效管理再次强调以下几个方面：

1. 尽管居家养老的服务业务是多方面的，但不论怎么说，居家养老专业服务的重点最终还是落在居家老人护理服务上。

2. 除了居家老人生活服务业务外，居家老人护理服务属于专业性的范畴，就是说，涉及居家老人护理的业务中，70% 以上的服务属于专业服务。

3. 居家老人护理服务管理是个精细的管理工作，专业的管理团队的建立是服务成功的关键所在。

4. 专业能力与客户需求要达到匹配，否则会给客户和整体业务带来很大的风险。

5. 居家护理服务管理团队要树立将被护理的老人和参与护理服务的员工同视为"服务客户"的观念。要持之以恒地追求专业探索、研究和学习，加强专业经验和知识的积累，这不仅是居家老人护理服务单位不断提升护理服务品质的关键，同时也是确保居家老人护理服务在今后的市场竞争中处于有利地位以及拥有客户良好口碑的保证。

居家老人护理服务是目前世界上被客户广为接受的养老服务形式，中国的居家老人护理服务还处于启动、发展阶段，本书希望通过一个完整的视角向读者阐述居家老人护理服务业务是如何建立和管理的，同时希望它能成为居家养老服务从业人员的工具、资料和学习指南。

后 记

2007 年夏天，我的护理公司接到一个客户电话。客户是一位临终老人的儿子，他是经朋友推荐而找到我们公司的。他告诉我们的主管，他的父亲已经是癌症晚期了，生命已经到了最后短暂的时期。为了能使老人更加体面和有尊严地离开这个世界，客户衷心希望我们公司派一名有经验的护理人员去照顾老人，陪伴他度过最后一段时光。依照程序，护理主管对老人进行了评估，评估的结果表明老人生命存活的时间不会超过 1 个月。临终的护理以及随时可能终止的服务，对公司以及员工都是挑战。但面对客户给予我们的真诚和信任，我们经过仔细研究后，决定向这个客户提供服务。

在我们的护理人员投入地工作了 19 个小时之后，我们服务的老人如他所愿有尊严地走完人生最后的旅程。就是说，我们一共向这位临终老人提供了 19 个小时的服务，并赢得了客户的尊敬。

这一事件让我无形之中体验到了一种专业服务的精髓，那就是承诺！当我们用爱心来表达全心全意为老人的服务时，是否考虑过：我们是否具备那种关照老人的动力和能力？动力来自爱心，而能力则来自专业知识和技能。承诺既是一种能力，也是一种真诚的品质。当我们向客户表示提供护理服务时，那就是承诺；当管理者向员工保证专业支持和福利时，那也是承诺。承诺一定是真实而可实现的，它在老人护理服务中，更是一种专业性的表现。

只有爱心没有专业能力的服务，是一种不可承诺的服务；而只有专业技能没有爱心的服务，则完全是没有温度的服务。

将爱心作为一种本能植入我们的心中，对于孩童的爱、家庭的爱、长者的爱，使得人这种智慧的生物能够日益繁衍壮大。正是因为爱的传承，才使我们的社会日益走向文明和进步。

老人护理服务是一项专业工作，知识和技能是向客户提供服务的专业保证，而爱心则可使专业服务达到更理想的效果，它使我们生命（身体和精神）的意义变得真实和不平凡。因此，将爱心和专业技能融为一体，是老人护理服务的终极追求。